《医用化学》参编人员名单

主　编	李平忠	马瑞菊	宗大庆		
副主编	张国民	马　姣	罗永红		
编　委	刘　超	殷春雁	刘安彬	杨加琼	段益顺

李平忠　曲靖医学高等专科学校

张国民　曲靖医学高等专科学校

马瑞菊　红河卫生职业学院

马　姣　红河卫生职业学院

刘　超　红河卫生职业学院

殷春雁　红河卫生职业学院

宗大庆　昭通卫生职业学院

刘安彬　昭通卫生职业学院

杨加琼　昭通卫生职业学院

罗永红　大理护理职业学院

段益顺　大理护理职业学院

医用化学

李平忠　马瑞菊　宗大庆 / 主编

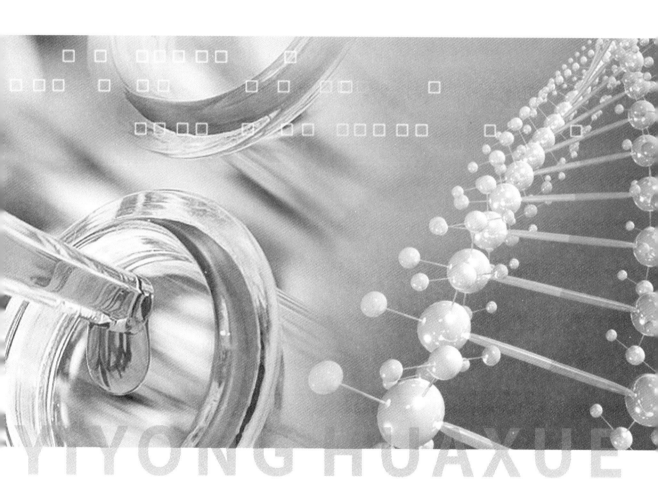

四川大学出版社

项目策划：梁　平
责任编辑：傅　奕
责任校对：陈克坚
封面设计：璞信文化
责任印制：王　炜

图书在版编目（CIP）数据

医用化学 / 李平忠，马瑞菊，宗大庆主编 . — 成都：
四川大学出版社，2020.9
　　ISBN 978-7-5690-3839-2

　　Ⅰ . ①医… Ⅱ . ①李… ②马… ③宗… Ⅲ . ①医用化
学—医学院校—教材 Ⅳ . ① R313

中国版本图书馆 CIP 数据核字（2020）第 170367 号

书名　医用化学

主　　编	李平忠　马瑞菊　宗大庆
出　　版	四川大学出版社
地　　址	成都市一环路南一段 24 号（610065）
发　　行	四川大学出版社
书　　号	ISBN 978-7-5690-3839-2
印前制作	四川胜翔数码印务设计有限公司
印　　刷	郫县犀浦印刷厂
成品尺寸	185mm×260mm
印　　张	11.75
字　　数	285 千字
版　　次	2020 年 9 月第 1 版
印　　次	2020 年 9 月第 1 次印刷
定　　价	38.00 元

◆ 读者邮购本书，请与本社发行科联系。
　电话：(028)85408408/(028)85401670/
　(028)86408023　邮政编码：610065
◆ 本社图书如有印装质量问题，请寄回出版社调换。
◆ 网址：http://press.scu.edu.cn

四川大学出版社
微信公众号

前　　言

　　本书由多位长期从事医用基础化学教学的教师编写而成。全书共九章，涉及与医学联系紧密的无机化学和有机化学。无机化学部分主要有溶液和配位化合物。有机化学部分主要有各类有机化合物的结构特征、重要的理化性质及应用等理论内容。此外还有实训项目、目标检测题和参考答案。

　　本书内容紧密结合医学实践，同时穿插一些与医学相关的链接，旨在拓展学生的视野，增强学习的趣味性，体现"贴近专业、贴近学生、贴近社会、贴近岗位"的职业教育特色。教材的内容调整较大，除保留无机化学和有机化学中与医学联系紧密的内容外，还把无机化学中溶液的渗透压、电解质溶液、缓冲溶液、胶体溶液合并成溶液，把有机化学中的脂类、糖类和氨基酸和蛋白质合并成营养物质，有利于学生进行比较学习和整体掌握。教学过程设置了基础模块、实践模块和选学模块三个模块来增强学生的基本知识和基本技能。

　　本书可供高职、高专的临床、护理专业及医学相关专业学生使用。教材内容、学时分配和教学大纲均是在参编院校中充分调研的基础上形成的，各院校可根据实际教学情况选择使用。建议学时数为64学时，其中理论授课为48学时，实践教学为16学时。

　　由于编委水平有限，书中不当之处恳请广大师生批评指正。

目　　录

第一章 概 论

学习目标

1. 了解化学及其研究的对象以及应用；
2. 了解化学与医学的关系；
3. 了解医用化学的学习要求与方法。

世界是由物质组成的，化学则是人类用以认识和改造物质世界的主要方法和手段之一，它是一门历史悠久而又富有开拓性的科学，化学的发展极大地推动了社会的文明进步，它的成就是社会文明的重要标志。

一、化学研究的对象及其应用

（一）化学研究的对象

化学是研究化学反应（变化）的学科。要研究化学反应，必须在原子、分子水平上研究参与反应的物质的组成、结构、性质、变化规律以及变化过程中的能量关系等。

化学研究的范围非常广泛，根据其研究对象、目的、任务不同，化学有四大主干课程：无机化学、有机化学、分析化学和物理化学。化学又和其他学科交叉渗透产生出许许多多课程，如药物化学、生物化学、材料化学、环境化学、医用化学、食品化学、土壤化学、海洋化学、地球化学、宇宙化学等。

（二）化学的应用

人类的衣、食、住、行与化学息息相关，能源科学、材料科学、信息科学、生命科学、环境科学以及国防现代化建设都离不开化学。

二、化学与医学的关系

（一）化学是医学学习实践的基础

化学与医学及人体健康相关。近代的一些医学家本身就是化学家，他们把合成药物、治疗疾病作为自己的主要工作职责。由我国明代李时珍所著的《本草纲目》记载了1892种药物，该书不仅是一部药学巨著，也是一座化学药物宝库。1800年，英国化学家戴维发现了一氧化二氮的麻醉作用，后来又发现了更好的麻醉剂——乙醚和普鲁卡因等，从此麻醉剂被广泛用于外科手术。1932年，德国化学家马克发现一种偶氮磺胺染料可以治疗细菌性败血症，在此启发下，化学家相继研制出各种抗生素、抗病毒药物和抗肿瘤药物，使许多长期危害人类健康和生命的疾病得到控制，拯救了无数的生命。屠呦呦获得诺贝尔医学奖荣誉，她的贡献就是用乙醚提取出了青蒿素，可用于治疗困扰人类的疟疾。未来，各种癌症、艾滋病以及新型冠状病毒的预防和治疗都离不开化学药物的研发。

（二）化学是医学科研发展的利器

化学本身就是一门基础广泛的学科，是一门理论性和实践性相结合的学科。我们知道化学的反应原理也是基于实验上的，这与医学的特征非常吻合，因为医学上的临床实践也先来自于基础研究，而基础研究的一个重要方面就是实验，在实验的过程中，化学就起到了非常重要的作用。例如，需要用到许多化学试剂来做病理分析实验，需要各种药物的化学成分分析为临床提供有关数据，需要化学专家参与探讨某些实验或是疗法的可行性，可以说如果在医学的基础研究中没有化学的参与，那么基础医学很难取得成果。所以医学科研工作想要取得长足的进步，是必须以化学的发展作为基础的。纵观人类医学的发展史，古老的医术建立在经验的基础上，所以那时医学的发展是很缓慢的，而现代医学发展是建立在化学的基础上，西方的医学才从经验模式中脱离出来，朝着理性的、正确的方向不断发展。

（三）医学中化学的身影

化学与医学的关联实在太广泛、太密切，难以用只言片语道尽，以下主要通过心血管生理学和麻醉医药学两个方面阐述医学与化学的联系。

1. 心血管生理学。

哈维曾说过，动物的心脏是动物生活的基础，是动物体内的国王，是动物体内小宇宙中的太阳，体内的其他部分都依赖心脏而生长，所有的力量都来自太阳。血液循环是机体最重要的功能之一，所以人的健康很大程度上取决于心血管系统的健康状况。如血液的 pH 由其中的共轭酸碱对维持在相对稳定状态，否则就会出现酸中毒或碱中毒。另外，随着人们物质生活的提高，在无节制的无选择的饮食和缺乏锻炼的情况下，心血管疾病发病率急剧升高，已经成为当今社会威胁人类健康的四大疾病之一，据调查，外周动脉硬化闭塞症和动脉瘤的病例数已经远远超过了以前常见的血栓性脉管炎，而中国患心血管疾病的人数较多，因心血管疾病导致的死亡病例数不胜数，所以当前我国对在心血管疾病方面取得突破性进展有迫切需要，这也促进了心血管生理学的快速发展，它渐渐与其他学科相互渗透，形成了一个有效的学科体系。如利用物理仪器进行血液的检测分析、血管无损伤检查和影像检查，采用生物的试验方法进行药物效力的检测，这些研究都是以化学理论为基础。又如开发的尿激酶能够进入人体内激活纤维酶原，从而溶解血栓，这无疑给那些饱受这种疾病摧残的患者带来了福音。由此可以看出化学理论和方法对于心血管疾病研究十分重要。

2. 麻醉医药学。

从古至今，麻醉的目的是为接受外科手术的病人提供无痛的手术环境和制动的效果。古老的中华民族历史中，就有华佗使用的麻沸散用于治疗时的麻醉。随着时代的发展，麻醉学得到极大的发展，如 19 世纪中叶，一氧化二氮、乙醚、氯仿相继被用作全身麻醉药，从此外科手术能够普遍在无痛情况下施行，这是外科学的一大进步，是外科手术学得以快速发展的前提。19 世纪末又发明了局部麻醉的方法，克服了全身麻醉手续繁杂、副作用多的缺点。在现代麻醉医药学中，麻醉剂主要分为以下 4 个方面：（1）吸入型麻醉药：这类麻醉剂主要通过呼吸经肺进入血液系统，在脑组织中达到一定浓度，进而产生全身麻醉的效果，常见的有一氧化二氮、恩氟烷、异氟烷等。（2）静脉型麻醉药：该类药物主要用于全身麻醉诱导及麻醉的维持，以减少其他麻醉剂的用量，这类麻醉剂有丙泊酚、氯胺酮等。（3）麻醉镇痛药：主要包括派替啶、芬太尼和吗啡。（4）骨骼肌松弛药：这类麻醉剂大都是利用其化学性质来阻止"兴奋"在神经间隙中的传导，从而使人失去知觉。通过对物质的化学性质的合理运用，使无数外科手术病人免于"切肤之痛"，这也是化学对医学的一大贡献。

（四）化学与医学各方面的联系

1. 化学动力学。

每天在人体中发生着各种各样的化学反应，如 ATP 的生成与分解、葡萄糖的糖酵解等，每天这些反应是机体新陈代谢的基础，它们为机体提供活动的能量。然而如果这些反应都进行的如同实验时那样缓慢的话，那对人体代谢就没有任何意义了，所以需要蛋白质作为催化剂来催化这些反应的进行，这也是机体经过千万年进化而获得的能力吧。另外在医学方面也早已开始了蛋白质作为催化剂在人体中作用的研究，如中国首先人工制得的牛胰岛素和其后开发的胰岛素药品用于治疗糖尿病等。

2. 化学平衡、酸碱平衡和渗透压的稳定。

在人体的日常代谢中，人体各系统始终维持在一个相对稳定的状态，如温度、pH、渗透压等。酸碱度决定着酶的活性，从而决定着人体能否正常代谢身体里的化学平衡，人体血液的 pH 值稳定在 7.35～7.45，渗透压的稳定则维持着细胞的形态并影响机体对

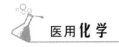

盐和水分的吸收。

3. 配位平衡和沉淀平衡。

在组成生物体的化学物质中，有许多正是通过形成配位化合物才能够发挥其生理功能。如重要的血红蛋白通过亚铁离子的配位作用才能够有携带氧的功能。然而一些物质的化学性质也可能引起疾病，如由于物质沉淀或结晶引起的各种结石病。

4. 其他方面。

其他如化学锂碘电池用于心脏起搏器，采用钛合金作为人造骨的材料等，这些新型的治疗方法给病人带来了重生的希望，同时也将化学与医学的联系扩展到了新的方向。

三、医用化学的学习要求与方法

鉴于近些年新生生源的个体差异，本书在选材上本着"必须、实用、够用"的原则，既不加重学生负担，又不忽视基础知识的学习，充分体现课程的专业基础课程定位。

（一）医用化学学习要求

本书包括无机化学、有机化学两部分，主要内容是医学专业必需的化学基础知识。无机化学部分的重点是基本概念、基本原理和有关化学的基本计算等。有机化学部分的重点是有机化合物的概念、结构、官能团及重要化合物的命名、性质和应用等。根据实际需要，适当安排了部分化学实验，通过化学实验不仅可以验证和巩固课堂上所学的理论知识，还可以使同学们获得化学实验的基本技能，逐渐提高分析和解决问题的能力，为毕业后的专业技术工作奠定基础。

（二）医用化学学习方法

医用化学的特点是概念繁多，内容抽象，理论性强。要学好医用化学，应注意以下几方面。①做好预习：课前，通览全章，掌握概要，对重点、难点有所了解。②认真听课：紧跟教师思路，积极思考，弄懂基本概念、基本原理。③及时复习：消化、巩固所学知识。④重视实验：加深理解和巩固理论知识，训练实验的基本技能，培养严谨求实的科学态度和思维方法。⑤理解记忆：学会分析、对比、归纳和迁移等学习方法，掌握概念、原理和公式的内涵、联系及使用条件等，在理解基础上记忆，做到熟练掌握、灵活运用。要做到"六多"：多听（上课认真听讲）、多记（认真记录、准确记忆）、多思（独立思考、科学理解）、多问（问老师、问同学）、多看（看教科书、看参考书）、多练（多练习、多操作）。

第二章 溶液

一种物质以分子、原子或离子状态分散于另一种物质中所形成的均匀而稳定的分散体系叫作溶液（solution）。溶液可分为固态溶液（铝银合金）、液态溶液（生理盐水）、气态溶液（空气）。我们通常所说的溶液是指液态溶液。

溶液不仅在日常生产、生活、科学研究中具有重要作用，而且与医学有着密切联系。人体内许多物质都是以溶液的形式存在的，如血浆、淋巴液、组织液等；体内物质的新陈代谢必须在溶液中进行；食物经消化形成溶液才能被吸收利用；许多药物也需要配成溶液才能使用；人体血液 pH 在 7.35~7.45，这与缓冲溶液作用有关；临床上给病人大量输液时要特别注意溶液的浓度，如果输液的浓度不当，过浓或过稀都将产生不良后果，甚至造成死亡，这和溶液的渗透压有密切关系。因此，掌握有关溶液的基本知识对学习医学科学有重要的实践意义。

第一节 溶液的浓度

在工作和生活中，我们能感知到水、铁、氧气、硫化氢等物质的存在，这些物质我们称为宏观物质，常用质量单位 g、kg 或体积单位 m^3、cm^3、L、mL 等进行计量。这些宏观物质是由分子、原子或离子等微观粒子所构成的。而物质之间的反应又是发生在原子、分子或离子等微观粒子之间。如何将宏观物质的量与其所含的微粒数目联系起来呢？为此，我们引入一个新的物理量——物质的量，物质的量是架通宏观物质和微观物

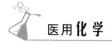

质的桥梁。

一、物质的量

物质的量（n）是 SI 中 7 个基本物质量之一。它是指给定的某一系统中，所包含某种特定粒子（基本单元）的数量，其单位为摩尔，符号 mol。若一系统中所包含的某基本单元数与 0.012 kg ^{12}C 的原子数目相等，则称该系统的物质的量为 1 mol。0.012 kg ^{12}C 的原子数目等于阿伏伽德罗常数（约为 $6.02×10^{23}$）。基本单元可以是分子、原子、离子及其他粒子或这些粒子的特定组合，所以在使用单位摩尔时，必须注明基本单元。

1 摩尔任何物质都含有 $6.02×10^{23}$ 个基本单元。1 摩尔物质的质量称为该物质的摩尔质量，用符号 M 表示，其单位为 g·mol^{-1}，在数值上等于该物质的化学式量。如 O 的摩尔质量是 16 g·mol^{-1}；H_2O 摩尔质量是 18 g·mol^{-1}；NO_3^- 摩尔质量是 62 g·mol^{-1}。

物质 B 的物质的量（n_B）与物质的质量（m_B）、摩尔质量（M_B）之间的关系可用下式表示

$$n_B = \frac{m_B}{M_B} \tag{2.1}$$

【例 2-1】 5.4 g 葡萄糖（$C_6H_{12}O_6$）的物质的量是多少？

解：$C_6H_{12}O_6$ 的摩尔质量为 180 g·mol^{-1}，根据式（2.1），$C_6H_{12}O_6$ 物质的量为

$$n_{C_6H_{12}O_6} = \frac{m_{C_6H_{12}O_6}}{M_{C_6H_{12}O_6}} = \frac{5.4}{180} = 0.03 \ (mol)$$

知识链接：

阿伏伽德罗定律

1811 年，意大利化学家阿伏伽德罗发现了阿伏伽德罗定律，即在标准状况下（0℃，1 个标准大气压，即 $1.01325×10^5$ Pa），同体积的任何气体都含有相同数目的分子，而与气体的化学组成和物理性质无关。它对科学的发展，特别是原子量的测定工作，起了重大的推动作用。此后，又发现了阿伏伽德罗常数，即 1 mol 的任何物质的分子数都约为 $6.02×10^{23}$ 个分子。他的发现当时没有引起其他化学家的注意，以致在原子与分子、原子量与分子量的概念上继续混乱了近 50 年。直至他死后两年，S. 康尼查罗指出应用阿伏伽德罗理论可解决当时化学中的许多问题，以及 1860 年在卡尔斯鲁厄重新宣读了他的论文之后，他的理论才被许多化学家所接受。1871 年，V. 迈尔应用阿伏伽德罗定律从理论上成功地解释了蒸气密度的特性问题。

二、溶液的浓度的表示方法

一定量的溶液或溶剂中所含溶质的量叫作溶液的浓度。同一种溶液，根据不同的需要可选择不同的浓度表示方法。现将医学上常用的几种浓度表示方法作简单介绍。

1. 物质的量浓度（amount of－substance concentration），指以单位体积溶液中所含溶质 B 的物质的量来表示溶液组成的物理量，用符号 C_B 表示，定义式为

$$C_B = \frac{n_B}{V} \tag{2.2}$$

常用单位为 $\text{mol} \cdot \text{L}^{-1}$ 或 $\text{mmol} \cdot \text{L}^{-1}$。在使用物质的量浓度时，必须注明物质的基本单元。

【例 2－2】　100 mL 正常人的血清中含 10 mg Ca^{2+}，计算血清中 Ca^{2+} 的物质的量浓度。

解：Ca^{2+} 的摩尔质量 $M = 40$ $\text{g} \cdot \text{mol}^{-1}$

$$n_{Ca^{2+}} = \frac{m_{Ca^{+2}}}{M} = \frac{0.010}{40} = 2.5 \times 10^{-4} \text{ (mol)}$$

$$c_{(Ca^{2+})} = \frac{n_{Ca^{2+}}}{V} = \frac{2.5 \times 10^{-4}}{0.1} = 2.5 \times 10^{-3} \text{ (mol} \cdot \text{L}^{-1})$$

2. 质量浓度（mass concentration），指以单位体积溶液中所含溶质 B 的质量来表示溶液组成的物理量，用符号表示 ρ_B，定义式为

$$\rho_B = \frac{m_B}{V} \tag{2.3}$$

质量浓度的常用单位为 g/L 或 mg/L。在实际工作中可根据不同情况采用不同的单位。

【例 2－3】　500 mL 生理盐水注射液中含 4.5 g 氯化钠，计算生理盐水注射液的质量浓度是多少？

解：根据式（2.3），生理盐水的质量浓度为

$$\rho_{NaCl} = \frac{m_{NaCl}}{V} = \frac{4.5 \text{ g}}{0.5 \text{ L}} = 9 \text{ g} \cdot \text{L}^{-1}$$

知识链接：

溶液的浓度在医学上的使用

世界卫生组织建议：医学上表示液体的组成时，凡是相对分子质量 M 已知的物质，均应使用物质的量浓度。在注射液的标签上应同时写明质量浓度和物质的量浓度，如静脉注射用的氯化钠注射液 $\rho_{NaCl} = 9$ g/L，$c_{NaCl} = 0.154$ $\text{mol} \cdot \text{L}^{-1}$；对于体液中少数的相对分子质量尚未准确测定的物质可以暂用质量浓度。例如，免疫球蛋白 G（IgG）的质量浓度正常值范围为 7.60～16.60 mg/L，免疫球蛋白 D（IgD）的质量浓度正常值范围为 30～50 mg/L。

物质 B 的质量浓度与物质 B 的物质的量浓度之间的换算关系为

$$\rho_B = c_B \times M_B \tag{2.4}$$

【例 2-4】 100 mL 葡萄糖注射液中含 10 g 葡萄糖，计算此葡萄糖注射液中葡萄糖的质量浓度和物质的量浓度

解：根据式（2.3）和（2.4）

$$\rho_{C_6H_{12}O_6} = \frac{m_{C_6H_{12}O_6}}{V} = \frac{10\ g}{0.1\ L} = 100\ g \cdot L^{-1}$$

$$c_{C_6H_{12}O_6} = \frac{\rho_{C_6H_{12}O_6}}{M_{C_6H_{12}O_6}} = \frac{100\ g \cdot L^{-1}}{180\ g \cdot mol^{-1}} = 0.56\ mol \cdot L^{-1}$$

3. 质量分数（massfraction），指溶质 B 的质量与溶液的质量之比，用符号 ω_B 表示，定义式为

$$\omega_B = \frac{m_B}{m} \tag{2.5}$$

质量分数是一个无单位的量，用小数或百分数表示，如市售的浓盐酸中的氯化氢的质量分数为 0.37 或 37%。

【例 2-5】 将 100 g 葡萄糖溶于 900 g 水配成溶液，计算此葡萄糖溶液中葡萄糖的质量分数。

解：$m_B=100\ g$， $m=900\ g+100\ g=1000\ g$

根据式（2.5）

$$\omega_{C_6H_{12}O_6} = \frac{m_{C_6H_{12}O_6}}{m} = \frac{100\ g}{1000\ g} = 0.1\ （或\ 10\%）$$

在实际工作中，对于很稀的水溶液，常近似地将 100 mL 溶液中所含溶质的质量（以克计）视为质量分数。因为很稀的水溶液的密度可近似为 1.0 kg/L，100 mL 此种溶液的质量近视为 100 g。

4. 体积分数，指溶质 B 的体积与溶液的体积之比，用符号表示 φ_B，定义式为

$$\varphi_B = \frac{V_B}{V} \tag{2.6}$$

体积分数也是一个无单位的量，同样可用小数或百分数表示。

【例 2-6】 配制 1000 mL 消毒酒精，需要纯乙醇 750 mL，计算此乙醇溶液中乙醇的体积分数。

解：根据式（2.6），此乙醇溶液中乙醇的体积分数为

$$\varphi_B = \frac{V_B}{V} = \frac{750}{1000} = 0.75（或\ 75\%）$$

三、溶液的配制与稀释

（一）溶液的配制

溶液的配制方法一般分为两种：

一种是配制用质量分数表示的溶液时，计算出溶质、溶剂的质量后，将这一定量溶质和溶剂混合均匀即可。

另一种是配制用质量浓度、物质的量浓度、体积分数表示的溶液时，根据要求不同又可分为粗配和精配两种。粗配是用台秤称量，用量筒（或量杯）量取液体，在烧杯中配制溶液；精配则需要用分析天平称量，用移液管（或吸量管）量取液体，在容量瓶中配制溶液。通常分以下几步（图 2-1）。

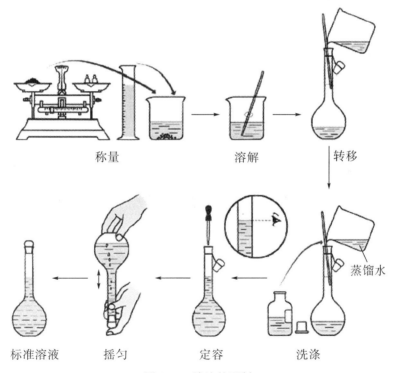

图 2-1 溶液的配制

1. 配制用质量分数表示的溶液：计算出溶质、溶剂的质量后，将这一定量溶质和溶剂混合均匀即可。

2. 配制用质量浓度、物质的量浓度、体积分数表示的溶液：

（1）粗配：用台秤称量，用量筒（或量杯）量取液体，在烧杯中配制溶液。

（2）精确配制：用分析天平称量，用移液管（或吸量管）量取液体，在容量瓶中配制溶液。步骤：

第一步：计算 m_B 或 V_B。

第二步：称取或量取。

第三步：适量溶解或稀释。

第四步：转移、洗涤。

第五步：定容。

第六步：混匀。

第七步：贴标签，备用。

（二）溶液的稀释

在工作中常用的溶液的浓度都较稀，而许多市售的液体试剂是浓溶液。所以，一般用稀释法将浓溶液稀释至所需浓度后使用。

溶液的稀释就是在溶液中加入适量的溶剂，使浓溶液的浓度变小的过程。稀释的特点是溶液的浓度变小，体积变大，但溶质的量不变。即

稀释前溶质的量＝稀释后溶质的量

设稀释前为"1"状态，稀释后为"2"状态，稀释公式为

$$c_1 V_1 = c_2 V_2$$

根据不同的浓度，稀释公式可为

$$c_{B_1} \cdot V_1 = c_{B_2} \cdot V_2$$

$$\varphi_{B_1} \cdot V_1 = \varphi_{B_2} \cdot V_2$$

$$\rho_{B_1} \cdot V_1 = \rho_{B_2} \cdot V_2$$

【例2-7】 某患者需用 $0.56 \ mol \cdot L^{-1}$ 葡萄糖溶液，现有 $2.78 \ mol \cdot L^{-1}$ 葡萄糖溶液，问要用这种溶液多少毫升配制 $0.56 \ mol \cdot L^{-1}$ 葡萄糖溶液 $500 \ mL$？

解：根据稀释公式

$$c_{B_1} V_1 = c_{B_2} V_2$$

则 $2.78 \ mol \cdot L^{-1} \cdot V_1 = 0.56 \ mol \cdot L^{-1} \times 500 \ mL$，

$$V_1 = \frac{0.56 \ mol \cdot L^{-1} \times 500 \ mL}{2.78 \ mol \cdot L^{-1}} = 100.7 \ mL$$

【例2-8】 临床上需 $1/6 \ mol \cdot L^{-1}$ 乳酸钠 $360 \ mL$ 现有 $112 \ g \cdot L^{-1}$ 乳酸钠注射液（规格每支 $20 \ mL$），问需用这种注射液（针剂）多少支？

解：已知 $M_B = 112g/mol$，$\rho_{B_1} = 112 \ g/L$

$$c_{B_1} = \frac{\rho_{B_1}}{M_{B_1}} = \frac{112 \ g \cdot L^{-1}}{112 \ g \cdot mol^{-1}} = 1 \ mol \cdot L^{-1}$$

根据稀释公式：$c_{B_1} V_1 = c_{B_2} V_2$

$$1 \ mol \cdot L^{-1} \cdot V_1 = \frac{1}{6} \ mol \cdot L^{-1} \times 360 \ mL$$

$$V_1 = 60 \ mL$$

支数：$\dfrac{60 \ mL}{20 \ mL \cdot 支^{-1}} = 3$ 支。

第二节 溶液的渗透压

为什么人在淡水池中游泳时间过长会感觉眼睛胀痛，而在大海中游泳就没有这种感觉？为什么淡水鱼与海水鱼互换环境不能生存？为什么给病人大量补液时要用 9.0 g/L 的 NaCl 溶液和 50 g/L 的葡萄糖溶液？要回答这些问题，需要了解渗透现象和渗透压的基本知识。

一、渗透现象和渗透压

在一杯纯水中加入少量浓糖水，过一会儿整杯水都有甜味，最后得到浓度均匀的糖水。这种现象称为扩散，它是溶质和溶剂分子相互接触而相互展开的结果。任何纯溶剂与溶液或两种不同浓度的溶液相互接触时都会发生溶质分子和溶剂分子双向扩散现象。

如果用半透膜将蔗糖溶液和纯水隔开，情况就不同了。

知识链接：

> **半 透 膜**
>
> 半透膜是一种可以允许某些物质透过，而不允许另一些物质透过的多孔性薄膜。生物体内的细胞膜、毛细血管壁、膀胱膜等，硫酸纸、人造羊皮纸、火棉胶膜等都是半透膜。不同半透膜的通透性不同，有的半透膜只允许水分子透过而不允许溶质分子透过；而有些半透膜除允许水分子透过外，还允许小分子化合物及电解质离子透过，但不允许大分子化合物透过。

用一种只允许水分子透过而不允许蔗糖分子透过的半透膜将蔗糖溶液与纯水隔开，并使膜两侧液面高度相等［图 2-2（a）］。过一段时间后，蔗糖溶液液面上升，而纯水的液面下降［图 2-2（b）］。蔗糖溶液液面上升，意味着水分子透过半透膜从纯水进入了蔗糖溶液。如果用半透膜将两种不同浓度的蔗糖溶液隔开，也会产生类似现象，稀溶液中的水分子会透过半透膜进入浓溶液而使浓溶液液面升高。

我们把这种溶剂分子透过半透膜由纯溶剂进入溶液或由稀溶液进入浓溶液的现象叫渗透现象。由此可见，产生渗透现象应具备两个条件：①有半透膜存在；②半透膜两侧溶液的溶质粒子浓度不相等。渗透时水或是从溶剂向溶液，或是从稀溶液向浓溶液渗透，即渗透方向总趋向于减小两侧溶液的溶质粒子浓度差。

随着蔗糖溶液液面的上升，膜两侧溶液液面差逐渐加大，溶液静水压逐渐增加，使水分子从蔗糖溶液进入纯水的速率不断加快。当液面上升到一定高度时，水分子向两个方向渗透速率相等，蔗糖与纯水的液面不再发生变化，此时达到渗透平衡状态。

为了阻止渗透现象发生，就必须在溶液液面上施加额外压力。这种恰能阻止纯溶剂与溶液间渗透现象的发生而施加在溶液液面上的压强称为该溶液的渗透压，溶液的渗透压用 π 表示 [图 2-2 (c)]。

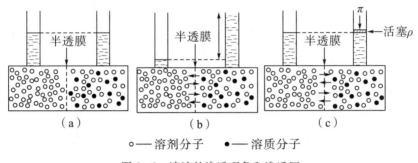

°——溶剂分子　　●——溶质分子

图 2-2　溶液的渗透现象和渗透压

知识链接:

反渗透及其应用

在溶液一边施加大于自然渗透压的压强，则溶液中的溶剂就会向纯溶剂一侧渗透，此现象称为反渗透。这是和自然界正常渗透过程相反的，故称为反渗透。我国从 20 世纪 60 年代中期就开始研制反渗透膜。反渗透可用于海水、苦碱水淡化；处理重金属废水；纯水、超纯水制备。今后反渗透的主要发展方向：①开发抗氧化性、抗酸碱性以及高透水性的新型膜材料；②开发具有低能耗、抗污染、耐高温、耐高压和特种分离等性能的反渗透膜组件。

二、渗透压与溶液浓度、温度的关系

1887 年，菲弗尔用人工制造的亚铁氰化铜半透膜，精确测定了蔗糖溶液的渗透压与浓度和温度的关系，得出两个结论：①温度一定时，难挥发非电解质稀溶液的渗透压与溶液浓度成正比；②浓度一定时，难挥发非电解质稀溶液的渗透压与绝对温度成正比。1886 年，荷兰化学家范特霍夫根据实验结果提出难挥发非电解质稀溶液的渗透压与浓度、温度的关系

$$\pi V = nRT \quad 或 \pi = cRT \tag{2.7}$$

式中：n 为溶质的物质的量（mol）；π 为难挥发非电解质稀溶液的渗透压（kPa）；c 为难挥发非电解质稀溶液的物质的量浓度（mol/L）；T 为热力学温度（$T=273+t℃$，单位为 K）；R 为气体常数，$R=8.314\ kPa \cdot L \cdot mol^{-1} \cdot K^{-1}$。

式（2.7）称为范特霍夫公式或范特霍夫定律。它表明：一定温度下，稀溶液的渗透压只与单位体积溶液内溶质的颗粒数目成正比，而与溶质的本性无关。范特霍夫公式仅适用于非电解质稀溶液。由于非电解质在溶液中不发生解离，产生渗透效应的颗粒就是非电解质分子。对于任何非电解质稀溶液，在相同温度下，只要它们物质的量浓度相同，其渗透压也一定相等。例如，在相同的温度下，0.3 mol/L 的蔗糖溶液与 0.3 mol/L 葡萄糖溶液的渗透压是相等的。对于电解质溶液，由于溶质解离，单位体积溶液中溶质的颗粒数目要比相同浓度的非电解质溶液多，所以渗透压也大。因此，在计算电解质溶液的渗透压时必须引入一个校正系数 i，即

$$\pi = icRT \tag{2.8}$$

式中：i 表示一个电解质分子在溶液中解离所能形成的微粒数。如 NaCl 溶液的 i 近似值为 2，$MgCl_2$ 的溶液的 i 近似值为 3。

知识链接：

牧场化学家

　　荷兰物理化学家范特霍夫 1852 年 8 月 30 日生于荷兰。1874 年，范特霍夫提出了碳原子的正四面体理论，把分子结构从平面发展为立体，为立体化学奠定了基础。1877 年，范特霍夫从有机化学转而研究新领域——物理化学。因在化学动力学和化学热力学研究上的贡献，获得 1901 年的诺贝尔化学奖，成为第一位获得诺贝尔化学奖的科学家。

　　生活在他周围的人们直到有一天看到报纸上刊登出"范特霍夫荣获首届诺贝尔化学奖"和他的素描像，才知道每天早上赶着马车为大家送鲜奶的牧场主人竟是著名的化学家，而且还获得了首届诺贝尔奖！最终，送奶的范特霍夫和化学家范特霍夫被人们称为"牧场化学家"。

【例 2-9】　计算 $9.0\ \text{g} \cdot \text{L}^{-1}$ 生理盐水和 $50.0\ \text{g} \cdot \text{L}^{-1}$ 葡萄糖溶液在 37℃时的渗透压。

　　解：（1）$\rho_B = 9.0\ \text{g} \cdot \text{L}^{-1}$，$M_B = 58.5\ \text{g} \cdot \text{mol}^{-1}$

$$c_B = \frac{\rho_B}{M_B} = \frac{9.0}{58.5} = 0.154\ (\text{mol} \cdot \text{L}^{-1})$$

$$\pi = icRT = 2 \times 0.154 \times 8.314 \times (273 + 37) = 794\ (\text{kPa})$$

　　（2）$\rho_B = 50.0\ \text{g} \cdot \text{L}^{-1}$，$M_B = 180\ \text{g} \cdot \text{mol}^{-1}$

$$c_B = \frac{\rho_B}{M_B} = \frac{50.0}{180} = 0.278\ (\text{mol} \cdot \text{L}^{-1})$$

$$\pi = cRT = 0.278 \times 8.314 \times (273 + 37) = 717\ (\text{kPa})$$

知识链接：

人工肾

细胞膜和其他生物膜都是半透膜，因为生物膜的这个特性，人体血液中一部分代谢终产物通过肾脏形成尿液而排出体外。在肾脏病变不能正常行使功能时，体内代谢的废物或毒素不能及时排出而出现各种疾病，医生会用人工合成的膜材料——透析型人工肾代替病变肾脏行使功能。

血液透析俗称"人工肾"，是用人工方法模仿人体肾小球的滤过作用，在体外循环中清除人体血液内过剩的含氮化合物、新陈代谢产物或逾量药物等，调节水和电解质平衡的一种血液透析装置。

三、渗透压在医学上的意义

（一）渗透浓度

在人体体液中含有电解质组分和非电解质组分。由范特霍夫公式可知，溶液渗透压的大小取决于单位体积溶液内溶质的颗粒数目，而与溶质本性无关。所以体液的渗透压取决于单位体积体液中各种分子和离子的总数。医学上将溶液中能产生渗透效应的各种分子和离子（称为渗透活性物质）的总浓度定义为渗透浓度，用符号 c_{os} 表示，其常用单位为 $mol \cdot L^{-1}$ 和 $mmol \cdot L^{-1}$。

对于非电解质溶液，其渗透浓度等于其物质的量浓度；对于强电解质溶液，其渗透浓度等于溶液中的离子总浓度。如 $50.0 \ g \cdot L^{-1}$ 葡萄糖溶液的物质的量浓度是 $278 \ mmol \cdot L^{-1}$，其渗透浓度也是 $278 \ mmol \cdot L^{-1}$；$9.00 \ g \cdot L^{-1}$ 生理盐水物质的量浓度是 $154 \ mmol \cdot L^{-1}$，因 NaCl 是强电解质，一个 NaCl 分子能电离出一个 Na^+ 和一个 Cl^-，故其渗透浓度是 $308 \ mmol \cdot L^{-1}$。血浆中产生渗透作用的各种物质的平均浓度见表 2-1。

表 2-1 正常血浆中产生渗透作用的各种物质平均浓度

物质	c（$mol \cdot L^{-1}$）	物质	c（$mol \cdot L^{-1}$）
Na^+	144	SO_4^{2-}	0.5
K^+	5	氨基酸	2
Ca^{2+}	2.5	肌酸	0.2
Mg^{2+}	1.5	乳酸盐	1.2
Cl^-	107	葡萄糖	5.6
HPO_4^{2-}	2	蛋白质	1.2
HCO_3^-	27	尿素	4

知识链接：

体 液

人体内含有大量的水分，这些水和溶解在水里的各种物质总称为体液，质量约占人体体重的60%。体液可分为两大部分：细胞内液和细胞外液。细胞内液，主要有水、电解质、脂类、糖类以及氨基酸和核苷酸等，约占体重的40%。细胞外液又分为两大类：一类是存在于组织细胞之间的组织间液（包括淋巴液和脑髓液），约占体重的16%；另一类是血液的血浆。血液由血浆和血细胞两部分组成。血液中血浆占55%，是水、糖、脂肪、蛋白质、钠盐和钙盐等的混合物，也包含了许多止血必需的血凝块形成的化学物质。

（二）等渗、低渗、高渗溶液

在同一温度下，渗透压相等的两种溶液叫等渗溶液。渗透压不等的两种溶液中，渗透压相对较高的叫高渗溶液；渗透压相对较低的叫低渗溶液。医学上，溶液的等渗、低渗和高渗是以血浆的总渗透压为标准的。健康人正常血浆的渗透浓度为 $280\sim320$ mmol·L^{-1}。凡渗透浓度在 $280\sim320$ mmol·L^{-1} 范围内的溶液叫等渗液；高于 320 mmol·L^{-1} 的溶液叫高渗液；低于 280 mmol·L^{-1} 的溶液叫低渗液。在实际应用时，略低于或高于此范围的溶液也可看作是等渗溶液，如 278 mmol·L^{-1} 的葡萄糖溶液是等渗溶液。

等渗溶液在医学上有着重要意义。临床上静脉大量输液时，应用等渗液是一个基本原则。否则，将引起红细胞的变形或破裂。现以红细胞在不同浓度 NaCl 溶液中的形态变化为例予以说明，将红细胞浸在低渗液中，在显微镜下观察，可见红细胞逐渐肿胀，最后破裂，这种现象叫溶血 [图 2-3（a）]。这是因为红细胞内液的渗透压大于 NaCl 溶液的渗透压，NaCl 溶液中的水分子向细胞内渗透，以致红细胞肿胀、破裂；将红细胞浸在高渗液中，在显微镜下观察，可见红细胞皱缩，这种现象称为胞浆分离 [图 2-3（b）]。这是因为红细胞内液的渗透压小于 NaCl 溶液的渗透压，红细胞内液中的水向 NaCl 溶液中渗透的结果；将红细胞置于生理盐水（9.0 g·L^{-1}NaCl）中，在显微镜下观察，可看到红细胞既不皱缩也不肿胀，维持正常的容积和形态 [图 2-3（c）]。这是因为红细胞内外两种溶液互为等渗液。

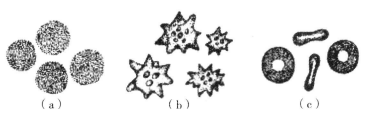

（a） （b） （c）

图 2-3 红细胞在不同浓度的 NaCl 溶液中的形态

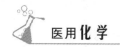

临床上有时也用高渗液进行静脉注射，但必须注意注射量不宜太多，注射速度不能太快，缓慢注入体内，即可被体液稀释成等渗溶液。

知识链接：

腌渍食品防腐原理

在腌制的鱼肉蔬菜的周围有浓度很高的食盐溶液，它有防腐作用。因为微生物的细胞膜是一种半透膜，当细胞外溶液因高浓度食盐的存在使其渗透压远较细胞内液高时，细胞里的水分就会向膜外渗透，从而使细胞脱水，导致细胞壁分离，抑制了微生物的活动。另外，食盐溶液中的一些离子，如钠离子、钾离子、镁离子等在浓度较高时对微生物发生生理毒害作用。

蜜饯、果脯等能有较长的保持期而不易变质也是由于高浓度糖溶液的高渗作用。

（三）晶体渗透压和胶体渗透压

血浆中既有电解质离子和有机小分子物质（如 Na^+、K^+、葡萄糖、尿素等）、也有有机高分子物质（如蛋白质等），血浆总渗透压为两者产生的渗透压总和。医学上，把电解质、小分子物质所产生的渗透压叫作晶体渗透压，而把高分子物质产生的渗透压叫作胶体渗透压。正常人的血浆总渗透压约为 769.9 kPa，其中胶体渗透压约为 2.9~4.0 kPa，这是因为高分子物质的相对分子质量大，颗粒数目少，小分子物质的相对分子质量小，有的又可离解成离子，颗粒数多，所以血浆渗透压主要来源于晶体渗透压。

由于人体内的半透膜（如细胞膜和毛细血管壁）对各种物质的通透性不同，致使晶体渗透压和胶体渗透压表现出不同的生理功能。

细胞膜是一种将细胞内液和细胞外液隔开的半透膜，它允许水分子透过，不允许其他分子、离子透过。因此，水在细胞内外的流通，主要受血浆晶体渗透压影响。所以在正常状态下，血浆晶体渗透压在调节细胞膜内外水平衡、维持细胞的正常形态和功能方面起着重要作用。毛细血管壁则是一种将血液与组织间液隔开的半透膜，它除了允许水分子自由透过外，还允许小分子和小离子透过，而对蛋白质等高分子物质没有通透性。因此血浆晶体渗透压虽大，但对水进出毛细血管不起任何调节作用；而胶体渗透压对于调节血管内外体液中水盐平衡、维持血容量方面起着重要作用。

知识链接：

高温作业为什么要饮用盐汽水

人体由于某种原因而缺水时，细胞外液中盐的浓度将相对升高，晶体渗透压增大，于是使细胞内液的水分通过细胞膜向细胞外液渗透，造成细胞内液失水。如果大量饮水，则使细胞外液盐浓度降低，晶体渗透压减小，细胞外液中的水分向细胞内液中渗透，严重时可产生水中毒。高温作业之所以饮用盐汽水，就是为了保持细胞外液晶体渗透压的恒定。

目标检测

一、判断题

1. 溶液在稀释前后，溶质的量不变。

2. 将红细胞放入 $20\ g\cdot L^{-1}$ NaCl 溶液中，将出现溶血现象。

3. 在相同温度下，物质的量浓度相同的不同溶质的溶液，它们的渗透压一定相等。

4. $50\ g\cdot L^{-1}$ 葡萄糖（$C_6H_{12}O_6$）与 $50\ g\cdot L^{-1}$ 蔗糖（$C_{12}H_{22}O_{11}$）是等渗溶液。

5. 在一定温度下，渗透浓度为 $50\ mmol\cdot L^{-1}$ NaCl 溶液产生的渗透压与 $100\ mmol\cdot L^{-1}$ 葡萄糖溶液产生的渗透压相等。

二、填空题

1. 渗透现象产生的条件是：①＿＿＿＿＿＿＿＿；②＿＿＿＿＿＿＿＿。

2. 正常人血浆渗透浓度为＿＿＿＿＿＿＿＿＿＿＿＿＿。

3. 某病人滴注 0.5 L 生理盐水，那么进入病人体内的 NaCl 是＿＿＿＿g。

4. 若将 100 g，$\omega_B=0.2$ 的某溶液的浓度降为 $\omega_B=0.05$，需要加水＿＿＿＿g。

5. 将 4 g NaOH 固体溶于水配成 250 mL 溶液，此溶液中 NaOH 的物质的量浓度是＿＿＿＿。

6. 溶液的渗透压与溶液温度、浓度的关系为＿＿＿＿＿＿＿，这说明在一定温度下，溶液的渗透压与溶液中＿＿＿＿＿成正比，而与＿＿＿＿＿＿无关。

7. 血浆渗透压与＿＿＿＿$g\cdot L^{-1}$ NaCl 及＿＿＿＿$g\cdot L^{-1}$ 葡萄糖溶液产生渗透压大致相等。

三、选择题

1. 在相同温度下，下列 4 种浓度相同的溶液中，渗透压最小的是（　　　）
A. NaCl　　　　B. KCl　　　　C. $CaCl_2$　　　　D. 葡萄糖

2. 与血浆渗透压相比，属于低渗溶液的是（　　　）
A. $154\ mmol\cdot L^{-1}$NaCl　　　　　　B. $100\ mmol\cdot L^{-1}$KCl
C. $320\ mmol\cdot L^{-1}$葡萄糖　　　　　　D. $280\ mmol\cdot L^{-1}$葡萄糖

3. 能使红细胞发生溶血现象的溶液是（　　　）
A. $154\ mmol\cdot L^{-1}$NaCl　　　　　　B. $100\ mmol\cdot L^{-1}$KCl

C. 320 mmol·L^{-1}葡萄糖   D. 360 mmol·L^{-1}葡萄糖

4. 用理想半透膜将 0.02 mol·L^{-1}蔗糖溶液和 0.02 mol·L^{-1} NaCl 溶液隔开时，将会发生的现象是（   ）

A. 蔗糖分子从蔗糖溶液向 NaCl 溶液渗透

B. Na$^+$和 Cl$^-$从 NaCl 溶液向蔗糖溶液渗透

C. 水分子从 NaCl 溶液向蔗糖溶液渗透

D. 水分子从蔗糖溶液向 NaCl 溶液渗透

5. 欲使被半透膜隔开的两种溶液间不发生渗透现象，其条件是（   ）

A. 两种溶液酸度相同   B. 两种溶液体积相同

C. 两种溶液渗透浓度相同   D. 两种溶液的物质的量浓度相同

6. 0.2 mmol·L^{-1} CaCl$_2$溶液中的 Ca^{2+}的质量浓度是（   ）

A. 0.0018 mg·L^{-1} B. 22 mg·L^{-1}

C. 80 mg·L^{-1} D. 8 mg·L^{-1}

7. 在 500 mL 生理盐水中，其渗透浓度为（   ）

A. 196 mmol·L^{-1} B. 154 mmol·L^{-1}

C. 390 mmol·L^{-1} D. 308 mmol·L^{-1}

四、简答题

1. 将下列溶液的渗透压从低到高的顺序排列：①0.1 mmol·L^{-1} Mg(NO$_3$)$_2$；②0.1 mmol·L^{-1} C$_6$H$_{12}$O$_6$；③0.1 mmol·L^{-1} KCl。

2. 蛙肌细胞内液的渗透浓度为 240 mmol·L^{-1}，若将蛙肌细胞分别置于 5.0 g·L^{-1}、7.0 g·L^{-1}和 10 g·L^{-1}的氯化钠溶液中，将各呈什么形态？

3. 在 25℃时，0.01 mol·L^{-1}葡萄糖的渗透压和 0.01 mol·L^{-1} KCl 渗透压是否相等？为什么？

五、计算题

1. 在 25℃时，计算 19 g·L^{-1}乳酸钠（C$_3$H$_5$O$_3$Na）和 12.5 g·L^{-1} NaHCO$_3$溶液渗透浓度各为多少？

2. 某患者需要补充 0.05 mol Na$^+$，问需要生理盐水多少毫升？

3. 人体正常温度为 37℃，实验测得人的血浆渗透压为 780 kPa，血浆的渗透浓度为多少？

4. 有一蛋白质的饱和水溶液，每升含有蛋白质 5.18 g，已知在 298 K 时，溶液的渗透压为 413 Pa，求此蛋白质的相对分子量。

第三节   缓冲溶液

生物体内的各种化学反应，往往需要在一定的 pH 条件下才能正常进行。人体生命活动所依赖的主要物质——酶，发挥其催化作用也需要一个稳定的 pH 环境才能保证人体正常的生理活动。人的各种体液都有一定的 pH，如正常人体血液的 pH 在 7.35～7.45，当人体摄入大量的酸性或碱性食物时，人体血液的 pH 还是保持基本不变，这是因为血液是缓冲溶液，具有抵抗外来少量酸或碱的能力，从而能够保持血液的 pH 稳定。微生物的培养、组织切片和细菌染色等，也需要配制一定 pH 的缓冲溶液。此外，在临床检验中，常把血液中 $[HCO_3^-]$ 看作"碱储备"，作为一种常规项目来检查，这也涉及缓冲溶液的基本知识。

知识链接：

> **缓冲溶液在药学中的应用**
>
> 人们在药剂生产、药物的稳定性及药物的溶解等方面通常需要选择适当的缓冲体系来稳定溶液的 pH。例如，葡萄糖和安乃近注射液，经过高温灭菌后 pH 可能会发生改变，因此常用盐酸、枸橼酸、枸橼酸钠和酒石酸等物质的稀溶液来调节注射液的 pH，使其维持在 4～9。人体血液的 pH 通常在 7.35～7.45 才能维持机体的酸碱平衡，否则将会引起机体功能失调而导致疾病的发生。配制药用维生素 C 注射液时常用 $NaHCO_3$ 调节其 pH 在 5.5～6.0，一方面可以增加维生素 C 注射液的稳定性，另一方面又能避免注射时引起局部的疼痛。

一、缓冲溶液的概念、组成及其作用

（一）缓冲溶液的概念

在 1 L 纯水中加入 0.01 mol HCl 时，其 pH 由 7 变为 2；在 1 L 纯水中加入 0.01 mol NaOH 时，其 pH 由 7 变为 12。而在浓度均为 0.01 mol/L 的 HAc 和 NaAc 的 1L 混合溶液中，再加入 0.01 mol HCl 时，其 pH 仅由 4.76 变为 4.75；若加入 0.01 mol NaOH 时，其 pH 仅由 4.76 变为 4.77。由此可见，向纯水中加入少量 HCl 或 NaOH 时，溶液 pH 变化比较大；而向 HAc－NaAc 的混合溶液中加入少量 HCl 或 NaOH 时，溶液 pH 变化比较小，几乎可忽略不计。

我们把像 HAc－NaAc 混合液这种能抵抗外加少量强酸、强碱或适当稀释而保持溶液 pH 基本不变的作用，称为缓冲作用（buffer action）。具有缓冲作用的溶液称为缓冲溶液。

（二）缓冲溶液的组成

缓冲溶液之所以具有缓冲作用，是因为缓冲溶液中同时含有抗酸和抗碱两种成分，通常将这两种成分称为缓冲对或缓冲系。按照酸碱质子理论，缓冲对就是共轭酸碱对（仅相差一个质子），如 HAc/Ac^-、NH_4^+/NH_3、$H_2PO_4^-/HPO_4^{2-}$ 等。缓冲溶液通常由足够浓度的共轭酸碱对组成。其中共轭碱能对抗外来强酸称为抗酸成分，共轭酸能对抗外来强碱称为抗碱成分。

根据缓冲对的组成成分不同，可以将缓冲溶液分为以下三种类型，如表2-2所示。

表2-2　缓冲溶液组成

缓冲溶液类型	组成成分	抗碱成分	抗酸成分
1. 弱酸及其盐	CH_3COOH/CH_3COONa $H_2CO_3/NaHCO_3$ H_3PO_4/NaH_2PO_4	CH_3COOH H_2CO_3 H_3PO_4	CH_3COO^- HCO_3^- $H_2PO_4^-$
2. 弱碱及其盐	$NH_3 \cdot H_2O/NH_4Cl$	NH_4^+	NH_3
3. 酸式盐及其次级盐	$NaHCO_3/Na_2CO_3$ NaH_2PO_4/Na_2HPO_4 Na_2HPO_4/Na_3PO_4	HCO_3^- $H_2PO_4^-$ HPO_4^{2-}	CO_3^{2-} HPO_4^{2-} PO_4^{3-}

（三）缓冲作用原理

缓冲溶液为什么在加入少量强酸、强碱或稀释后仍能保持溶液的 pH 基本不变呢？是由于溶液中含有一定量的抗酸成分和抗碱成分。抗酸成分和抗碱成分是如何发挥它们的抗酸和抗碱的作用呢？下面以 HAc/NaAc 缓冲体系为例，说明其缓冲原理。

1. 对外加强酸的缓冲作用。如果在缓冲溶液中加入少量强酸（如 HCl），溶液中 H^+ 的浓度将增加，导致 HAc 的解离平衡向左移动，Ac^-（缓冲系中的共轭碱）和 HCl 的 H^+ 几乎全部转化为 HAc，加入的少量 H^+ 几乎全部被消耗掉，因此溶液的 pH 几乎保持不变。

由于 Ac^- 主要来自 NaAc，故通常把 NaAc 称为 HAc/NaAc 缓冲对中的抗酸成分。

2. 对外加强碱的缓冲作用。如果在缓冲溶液中加入少量强碱（如 NaOH），溶液中 OH^- 的浓度将增加，此时溶液中的 H^+ 与 OH^- 立即发生反应生成 H_2O，从而使 H^+ 的浓度减小，导致 HAc 的解离平衡向右移动，促进 HAc（缓冲系中的共轭酸）解离以补充反应消耗掉的 H^+。达到新的解离平衡时，而 H^+ 的浓度几乎没有降低，因此溶液的 pH 基本保持不变。

HAc/NaAc 缓冲溶液能抵抗外来的 OH^- 是由于溶液中有大量的 HAc，故通常把 HAc 称为 HAc/NaAc 缓冲对中的抗碱成分。

3. 对溶液进行适当稀释时，H^+ 浓度虽然降低，但 Ac^- 与 HAc 的浓度也降低，Ac^- 引起的同离子效应减弱，HAc 的解离度增加，所产生的 H^+ 可维持溶液的 pH 基本不变。

其他类型的缓冲溶液的缓冲机制与 HAc/NaAc 缓冲系相似，在溶液中同样存在着大量共轭酸碱对，其共轭酸能消耗外来 H^+，共轭碱能消耗外来 OH^-，最终保持溶液的 pH 基本不变。

需要指出的是缓冲溶液的缓冲作用有一定限度，如果加入大量的酸或碱，缓冲溶液中的抗酸成分或抗碱成分耗尽时，就不具备缓冲能力。

二、缓冲溶液 pH 的计算

（一）缓冲溶液 pH 的计算公式

缓冲溶液是由共轭酸碱对组成的溶液，缓冲作用是以质子在这对共轭酸碱对之间的质子转移为特征。如果用 HB/B^- 代表任意一对缓冲对，则 HB 与 B^- 之间存在下列质子转移平衡

$$HB + H_2O \rightleftharpoons H_3O^+ + B^-$$

达到平衡时

$$K_a = \frac{[H_3O^+] \cdot [B^-]}{[HB]}$$

$$[H_3O^+] = K_a \cdot \frac{[HB]}{[B^-]}$$

上式两边取负对数，则

$$pH = pK_a + \lg \frac{[B^-]}{[HB]} \tag{2.9}$$

式（2.9）是缓冲溶液 pH 的计算公式，也称为亨德森-哈塞尔巴赫方程式。在 HB/B^- 的缓冲溶液中，c_{B^-} 较大，而 HB 为弱酸，解离程度较小，又因同离子效应的存在，使 HB 的解离程度更低，所以可近似地认为 $[HB] = c_{HB}$，$[B^-] = c_{B^-}$，由上式可得

$$pH = pK_a + \lg \frac{c_{B^-}}{c_{HB}} = pK_a + \lg \frac{c_{共轭碱}}{c_{共轭酸}} \tag{2.10}$$

式（2.10）是计算缓冲溶液 pH 的近似公式。

由缓冲溶液 pH 的近似计算公式可知：

（1）缓冲溶液的 pH 主要取决于缓冲对中 HB 的解离常数，其次是共轭碱与共轭酸的分析浓度之比，即缓冲比 c_{B^-}/c_{HB}。

（2）pK_a 的大小取决于缓冲对物质的本性，不同的缓冲对具有不同的 pK_a。当缓冲溶液的缓冲对确定后，缓冲溶液的 pH 只取决于缓冲比。改变缓冲比时，溶液 pH 也随之改变，因此可以通过改变缓冲比来配制一定范围内不同 pH 的缓冲溶液。当 $c_{HB} = c_{B^-}$（即缓冲比为 1）时，$pH = pK_a$。

（3）对缓冲溶液进行适当稀释时，弱酸 HB 及其共轭碱 B^- 的浓度同时降低，但缓冲比 c_{B^-}/c_{HB} 不变，故缓冲溶液的 pH 也基本不变，即缓冲溶液具有一定的抗稀释能力。

如果用 n_{HB} 和 n_{B^-} 表示缓冲溶液中所含的 HB 和 B^- 的物质的量，因为 HB 和 B^- 处于同一溶液中，具有相同的体积 V，则

$$\frac{c_{B^-}}{c_{HB}} = \frac{n_{B^-}}{n_{HB}}$$

将上面的关系式代入式（2.10）中，可得

$$pH=pK_a+\lg\frac{n_{B^-}}{n_{HB}}=pK_a+\lg\frac{n_{共轭碱}}{n_{共轭酸}} \qquad (2.11)$$

式（2.11）也是计算缓冲溶液 pH 的近似式。在计算缓冲溶液的 pH 时，可以根据实际情况选择合适的计算公式。

当配制缓冲溶液时，共轭酸、碱浓度相同时，可利用如下计算式

$$pH=pK_a+\lg\frac{V_{B^-}}{V_{HB}} \qquad (2.12)$$

（二）缓冲溶液 pH 的计算示例

【例 2-10】 将 0.10 mol/L HAc 溶液 50 mL 与 0.10 mol/L NaAc 溶液 20 mL 混合，求此混合溶液的 pH（已知 HAc 的 $pK_a=4.75$）。

解：由于 HAc 与 Ac^- 是一对共轭酸碱对，所以两者的溶液混合后形成的是缓冲溶液，此时溶液中

$$c_{HAc}=\frac{0.1\times50}{50+20}=\frac{5}{70}=0.071\ mol/L$$

$$c_{Ac^-}=\frac{0.1\times20}{50+20}=\frac{2}{70}=0.029\ mol/L$$

根据式（2.10）可知，此混合溶液的 pH 为

$$pH=pK_a+\lg\frac{c_{Ac^-}}{c_{HAc}}=4.75+\lg\frac{0.029}{0.071}=4.36$$

另外，也可利用式（2.11）、（2.12）计算更简单。

【例 2-11】 将 0.10 mol/L NH_4Cl 溶液和 0.20 mol/L $NH_3\cdot H_2O$ 溶液等体积混合，求此混合溶液的 pH。

解：NH_4^+ 和 $NH_3\cdot H_2O$ 是一对共轭酸碱对，因此两者的混合液为缓冲溶液。查表可知

$$NH_3\cdot H_2O\ 的\ pK_b=4.75$$

$$NH_4^+\ 的\ pK_a=pK_w-pK_b=14-4.75=9.25$$

$$c_{HN_4^+}=0.050\ mol/L$$

$$c_{NH_3\cdot H_2O}=0.10\ mol/L$$

根据式（2-10）可得：

$$pH=pK_a+\lg\frac{c_{NH_3\cdot H_2O}}{c_{NH_4^+}}=9.25+\lg\frac{0.10}{0.050}=9.55$$

【例 2-12】 将 100 mL 0.10 mol/L 盐酸加入到 300 mL 0.10 mol/L 氨水中，求混合后溶液的 pH，已知 $NH_3\cdot H_2O$ 的 $pK_b=4.75$。

解：盐酸与氨水混合后，发生如下的化学反应

	HCl	+	NH_3	⟶	NH_4Cl
反应前 n（mmol）	$100\times0.10=10$		$300\times0.10=30$		0
反应后 n（mmol）	0		$30-10$		10

由于 $n_{NH_3 \cdot H_2O} > n_{HCl}$，所以加入的 HCl 完全与 NH_3 反应生成 NH_4Cl，剩余的 $NH_3 \cdot H_2O$ 与生成的 NH_4Cl 组成一对缓冲对。

$NH_3 \cdot H_2O$ 的 $pK_b = 4.75$，则 NH_4^+ 的 $pK_a = pK_w - pK_b = 14 - 4.75 = 9.25$

根据式（2.11）可得：

$$pH = pK_a + \lg \frac{n_{B^-}}{n_{HB}} = 9.25 + \lg \frac{20}{10} = 9.55$$

三、缓冲溶液的配制

（一）缓冲容量

1. 缓冲容量的概念。

使单位体积（1L）缓冲溶液的 pH 改变 1 个单位时，所需加入的一元强酸或一元强碱的物质的量称为缓冲容量。其数学表达式为

$$\beta = \frac{\Delta n}{V \mid \Delta pH \mid} \tag{2.13}$$

式中：β 为缓冲容量（$mol \cdot L^{-1} \cdot pH^{-1}$）；$\Delta n$ 为加入的一元强酸或一元强碱的物质的量（mol）；$\mid \Delta pH \mid$ 为缓冲溶液 pH 改变的绝对值；V 为缓冲溶液的体积（L）。

从式（2.13）中可知：β 为正值，β 越大，溶液的缓冲能力越强。

2. 影响缓冲容量的因素。

（1）缓冲溶液的总浓度 $c_{总}$：对于由同一缓冲对组成的缓冲溶液，当缓冲比一定时，缓冲溶液的总浓度 $c_{总}$ 越大，缓冲容量就越大。

（2）缓冲溶液的缓冲比：对于由同一缓冲对组成的缓冲溶液，当缓冲溶液的总浓度 $c_{总}$ 一定时，缓冲比越接近于 1，缓冲容量就越大。当缓冲比等于 1 时，缓冲容量最大，此时 $pH = pK_a$。

（二）缓冲范围

理论上缓冲溶液缓冲范围：$pH = pK_a \pm 1$。实际上常见缓冲溶液缓冲范围见表 2-3。

表 2-3 常见的缓冲溶液及其缓冲范围

缓冲系	pK_a	缓冲范围
$H_2C_8H_4O_4$（邻苯二甲酸）/NaOH	2.89	2.2～4.0
HAc/NaAc	4.75	3.7～5.6
$KHC_8H_4O_4$（邻苯二甲酸氢钾）/NaOH	5.51	4.0～5.8
KH_2PO_4/Na_2HPO_4	7.21	5.8～8.0

缓冲系	pK_a	缓冲范围
TrisH$^+$/Tris（三羟甲基甲胺）	8.21	7.2～9.0
H$_3$BO$_3$/NaOH	9.24	8.0～10.0
NH$_3$·H$_2$O/NH$_4^+$	9.25	8.3～10.2
NaHCO$_3$/Na$_2$CO$_3$	10.25	9.2～11

（二）缓冲溶液的配制

1. 缓冲溶液的配制方法。

在实际工作中，常常需要配制一定 pH 的缓冲溶液。配制缓冲溶液时应按以下原则和步骤进行。

（1）选择的缓冲对物质应稳定无毒，除与 H$^+$ 和 OH$^-$ 反应外，不能与反应体系中的其他物质反应。例如，要配制 pH 9.2 的缓冲溶液，虽然也可以用硼酸－硼酸盐缓冲系，但因硼酸盐缓冲液有一定的毒性，因此不能配制用作口服液和注射液的缓冲系。在配制需高温灭菌和在储存期内必须保持稳定的溶液时，就不能采用易分解的 H$_2$CO$_3$/HCO$_3^-$ 缓冲系。

（2）选择合适的缓冲对，应该使所配制的缓冲溶液的 pH 尽量接近缓冲对中共轭酸的 pK_a，或在所选缓冲对的缓冲范围（$pK_a \pm 1$）内。例如，要配制 pH 为 9.2 的缓冲溶液，既可以选择 NH$_3$/NH$_4$Cl 缓冲系，因为 NH$_4^+$ 的 $pK_a=9.25$；也可以选择 H$_3$BO$_3$/NaOH 缓冲系，因为 H$_3$BO$_3$的 $pK_a=9.24$。

（3）选择适当的总浓度。为了保证溶液中具有足够的抗酸成分和抗碱成分，使缓冲溶液具有较大缓冲能力，通常将溶液的总浓度控制在 0.05～0.5 mol/L。因为总浓度太低，缓冲容量过小，没有实际应用价值；如果总浓度太高，溶液的渗透压过高或离子强度太大也不适用，而且还会造成试剂的不必要浪费。

（4）计算各缓冲成分所需要的量。在选定缓冲对并确定了总浓度后，可根据式（2.11）计算出各缓冲组分所需的量（体积），尽量使缓冲比接近1，然后再根据计算结果进行配制。

在实际工作中，为了方便计算和配制，通常使用相同浓度的共轭酸和共轭碱溶液配制，此时可根据式（2.12）计算所需共轭酸和共轭碱的体积。

根据计算结果分别量取所需体积的共轭酸和共轭碱进行混合即得。

（5）用酸度计进行校正。如需配制 pH 比较准确的缓冲溶液，应用酸度计对所配溶液精确测定并加以校正，必要时可加入少量的强酸或强碱来调节，使所配溶液的 pH 与要求的数值相一致。

2. 缓冲溶液的配制示例。

【例 2-13】 如何配制 200 mL pH 为 5.00 的缓冲溶液？

解：（1）选择合适的缓冲对：因为 HAc 的 $pK_a=4.75$，与所需配制的缓冲液的 pH 接近，所以选用 HAc/NaAc 缓冲系。

（2）确定适宜的总浓度：为了计算方便，同时使缓冲液具有中等强度的缓冲能力，可以选用 0.1 mol/L HAc 溶液和 0.1 mol/L NaAc 溶液来配制。

（3）计算所需 HAc 溶液和 NaAc 溶液的体积。

根据式（2.12）可得

$$pH=pK_a+\lg\frac{V_{Ac^-}}{V_{HAc}}$$

$$5.00=4.75+\lg\frac{V_{Ac^-}}{V_{HAc}}$$

$$\lg\frac{V_{Ac^-}}{V_{HAc}}=0.25$$

因为溶液的总体积为 200 mL，所以有 $V_{HAc}+V_{Ac^-}=200$.

解得：$V_{HAc}=72$ mL，$V_{Ac^-}=128$ mL。

（4）配制：用量筒量取 72 mL 0.1 mol/L HAc 溶液和 128 mL 0.1 mol/L NaAc 溶液，混合均匀，即得 200 mL pH 5.00 的缓冲溶液。如果有必要，可以用酸度计进行校正。

【例 2-14】欲配制 pH 5.00 的缓冲溶 500 mL，计算应向 100 mL 0.50 mol/L NaOH 溶液中加入 0.50 mol/L HAc 溶液的体积，已知 HAc 的 $pK_a=4.75$。

解：设需加入 HAc 的体积为 V mL，配制缓冲溶液时发生如下化学反应

| | HAc | + | NaOH | ⟶ | NaAc+H₂O |

$$\begin{array}{llll} & \text{HAc} & + & \text{NaOH} & \longrightarrow & \text{NaAc}+\text{H}_2\text{O}\\ \text{反应前 } n\text{（mmol）} & 0.50V & & 0.50\times100=50 & & 0\\ \text{反应后 } n\text{（mmol）} & 0.50V-50 & & 0 & & 50 \end{array}$$

由于要配制的是缓冲溶液，所以 $n_{HAc}>n_{NaOH}$，反应中生成的 NaAc 与剩余的 HAc 形成缓冲溶液，又因为两者在同一溶液中，总体积相等，则根据式（2.11）可得：

$$pH=pK_a+\lg\frac{n_{Ac^-}}{n_{HAc}}$$

$$5.00=4.75+\lg\frac{50}{0.50\,V-50}$$

解得：$V=156$ mL。

将 156 mL 0.50 mol/L HAc 溶液与 100 mL 0.50 mol/L NaOH 溶液混合均匀，再用水稀释至 500 mL，即得所需配制的缓冲溶液。如果有必要，可以用酸度计进行校正。

在实际应用中，常常不需要计算，而是按照缓冲溶液的经验配方进行配制。经验配方可以在化学手册或药典中查到。几种常用的缓冲溶液的配制方法见表 2-4。

表 2-4 几种常用缓冲溶液的配制方法

pH	配制方法
4.0	10.21 g 邻苯二甲酸氢钾溶于适量的蒸馏水中，并用水稀释至 1 L

续表

pH	配制方法
4.5	18 g 乙酸钠，加 9.8 mL 冰醋酸，并用水稀释至 1 L
5.4	40 g 六次甲基四胺，加适量水溶解，加浓 HCl 10 mL，再用水稀释至 1 L
6.86	3.53 g Na_2HPO_4 和 3.39 g KH_2PO_4 溶于适量的水中，并用水稀释至 1 L
9.18	3.80 g 硼砂溶于适量蒸馏水中，并用水稀释至 1 L
10.0	54 g 氯化铵，加适量水溶解，再加 15 mol/L 稀氨溶液 394 mL，并用水稀释至 1 L
12.0	3.55 g Na_2HPO_4 和 1.08 gNaOH 溶于适量水中，并用水稀释至 1 L

其中 pH 4.0、pH 6.86 和 pH 9.18 的缓冲溶液还可以用来校正酸度计。配制药理、生理和生化实验所用的药物制剂时，缓冲溶液除了能在中性 pH 范围内起缓冲作用之外，还要求不含有某些影响药物疗效及稳定性的物质（如 NH_4^+）。例如，配制滴眼剂时可以选用磷酸盐缓冲溶液（缓冲对为 $H_2PO_4^-/HPO_4^{2-}$）。有时还需要注意区别是钠盐还是钾盐。

四、缓冲溶液在医学上的意义

缓冲溶液无论是在基础医学、临床医学，还是在药学方面都有着较广泛的应用。例如，组织切片、细菌染色、微生物培养、临床检验、药物制剂、血液冷藏、药物分析等方面都需要配制一定 pH 的缓冲溶液；在研究人体生理机制和生理病理的变化，特别是在研究体液的酸碱平衡和水盐代谢以及研究蛋白质的分离和纯化、核酸及遗传基因等方面也要涉及缓冲溶液及其配制原理。

人体内的各种体液都要保持一定的较稳定的 pH（表 2-5），组织、细胞才能进行正常的物质代谢和维持正常的生理活动。人体血液正常 pH 通常在 7.35～7.45，如果血液的 pH 改变 0.1 个 pH 单位以上，就会出现酸中毒或碱中毒，严重者甚至会危及生命。然而人体在代谢过程中不断地产生酸性和碱性代谢物，如食物被完全氧化而产生尿酸；糖类厌氧分解产生乳酸，如果不能被完全氧化则产生乙酰乙酸、3-羟基丁酸，此外体内代谢还能产生磷酸、硫酸、碳酸氢钠等。据粗略估计，每人每天需耗氧约 600 L，产生 480 L 二氧化碳，约产生 21 mol 碳酸。然而从吸入氧气到呼出二氧化碳的整个过程中，人体血液的 pH 却始终维持在 7.35～7.45 的范围内，这说明血液具有足够的缓冲作用。

表 2-5　正常人体各种体液的 pH

体液	pH	体液	pH
成人胃液	0.9～1.5	泪	7.4
婴儿胃液	5.0	胰液	8.0
唾液	6.6～7.1	小肠液	7.5～8.0

体液	pH	体液	pH
乳汁	6.6~6.9	大肠液	8.3~8.4
血液	7.35~7.45	尿液	4.5~8.0
脑脊液	7.35~7.45		

研究表明，血液是由多个缓冲对组成的缓冲体系，其中最主要的缓冲对如下：

血浆内：H_2CO_3/$NaHCO_3$、NaH_2PO_4/Na_2HPO_4、H^+血浆蛋白/Na^+血浆蛋白。

红细胞内：H_2CO_3/$KHCO_3$、KH_2PO_4/K_2HPO_4、H^+血红蛋白/K^+血红蛋白、H^+氧合血红蛋白/K^+氧合血红蛋白。

血浆中 H_2CO_3/$NaHCO_3$ 的浓度最高，缓冲能力最强，是维持血液正常 pH 的主要因素。它们之间的质子转移平衡为

$$H_2CO_3 + H_2O \rightleftharpoons HCO_3^- + H_3O^+$$

在人的正常体温（37℃）时，H_2CO_3 的 pK_a 为 6.10。正常人血浆中 $[H_2CO_3]$ = 0.0012 mol/L，$[HCO_3^-]$ = 0.024 mol/L，$[HCO_3^-]$/$[H_2CO_3]$ = 20，此时血液的 pH 为

$$pH = 6.10 + \lg([HCO_3^-]/[H_2CO_3]) = 7.40$$

当人体内各种组织和细胞在代谢中产生的酸进入血浆时，血浆中 H_2CO_3/$NaHCO_3$ 缓冲系中的抗酸成分 HCO_3^- 就和这些酸产生的 H_3O^+ 反应，转变为其共轭酸 H_2CO_3，即上述的质子转移平衡向左移动。致使缓冲对中 H_2CO_3 的量增多，HCO_3^- 的量减少，即缓冲比降低。此时机体首先通过加快呼吸速率将增多的 H_2CO_3 以 CO_2 的形式呼出，其次通过肾脏调节，延长 HCO_3^- 的停留时间，从而使血浆中 $[HCO_3^-]$ 和 $[H_2CO_3]$ 恢复正常，维持血浆的 pH 基本不变。同理，当体内碱性物质增多并进入血浆中时，质子转移平衡向右移动，使缓冲对中 H_2CO_3 的量减少，HCO_3^- 的量增多，即缓冲比增大。此时机体通过降低肺部的 CO_2 的呼出量及加快肾脏对 HCO_3^- 的排泄来调节，从而使血浆中 $[HCO_3^-]$ 和 $[H_2CO_3]$ 恢复到正常水平，进而保持血浆的 pH 正常。

$$H_2CO_3 \xrightarrow[H^+]{OH^-} HCO_3^-$$

肺 ⇌ $H_2O + CO_2$　　肾

在红细胞中，主要以血红蛋白缓冲对和氧合血红蛋白缓冲对的缓冲作用为主。机体代谢过程中产生的 CO_2 进入静脉血液，绝大部分与 K^+ 血红蛋白反应，生成 HCO_3^-，HCO_3^- 由血液运输至肺，并与氧合血红蛋白作用，产生 CO_2，释放出的 CO_2 由肺呼出。另一部分 CO_2 溶于血液生成 H_2CO_3，与血浆中的 HCO_3^- 形成 H_2CO_3/HCO_3^- 缓冲系。

总之，由于体内各种缓冲系的缓冲作用及配合肺的呼吸作用和肾脏的调节功能等，正常人体血液的 pH 通常维持在 7.35~7.45 的范围内。但是当机体发生某种疾病导致体内积聚的酸或碱过多，超出体内缓冲系的缓冲极限时，就会发生酸中毒或碱中毒，酸

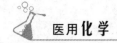

中毒或碱中毒严重时都会危及生命。当血液的 pH<7.35 时发生酸中毒，临床上常用碳酸氢钠溶液或乳酸钠溶液来纠正酸中毒；当血液的 pH>7.45 时发生碱中毒，通常用氯化铵溶液来治疗碱中毒。

目标检测

一、判断题

1. 0.1 mol/L HAc 与 0.1 mol/L NaAc 等体积混合配制的缓冲溶液 pH＝4.75，是酸性溶液，所以只能抗酸不能抗碱。

2. 将 0.2 mol/L HAc 与 0.1 mol/L NaOH 等体积混合，可以组成缓冲溶液。

3. 缓冲溶液就是能抵抗外来酸碱影响，保持溶液 pH 绝对不变的溶液。

4. 在一定范围内稀释缓冲溶液后，由于〔共轭碱〕与〔共轭酸〕的比值不变，故缓冲溶液的 pH 和缓冲容量均不变。

5. 可采用在某一元弱酸 HB 中，加入适量 NaOH 的方法来配制缓冲溶液。

6. 总浓度越大，缓冲容量越大，缓冲溶液的缓冲能力越强。

7. 正常人体血浆中，碳酸缓冲系的缓冲比为 20∶1，所以该缓冲系无缓冲作用。

二、填空题

1. 缓冲溶液加少量水稀释时，溶液的 pH _____；用大量水稀释时，pH _____。

2. HAc/Ac⁻ 缓冲溶液的 pH，首先取决于_____，其次与_____有关。

3. 在 HCO_3^-/CO_3^{2-} 缓冲体系中，抗酸成分是_____，抗碱成分为_____。

4. 人体血液的 pH 通常保持在_____之间。血液中浓度最高、缓冲能力最强的是_____缓冲对。

5. 临床上常用_____或_____来治疗代谢性酸中毒；用_____来纠正碱中毒。

6. 影响缓冲容量的两个重要因素是_____和_____。

三、选择题

1. 欲配制 pH＝5 的缓冲溶液，应选择下面哪个缓冲对（   ）

A. HCN/NaCN（$K_a=6.2\times10^{-10}$）　　B. HAc/NaAc（$K_a=1.75\times10^{-5}$）

C. NH_3/NH_4Cl（$K_b=1.75\times10^{-5}$）　　D. KH_2PO_4/Na_2HPO_4（$K_{a_2}=6.2\times10^{-8}$）

2. 已知 HAc 的 $pK_a=4.75$，将 0.01 mol/L HAc 溶液与 0.1 mol/L NaAc 溶液等体积混合，则此缓冲溶液的 pH 为（   ）

A. 3.75　　　　B. 4.75　　　　C. 5.75　　　　D. 9.25

3. 欲配制 pH＝4.0 的缓冲溶液，应选用的缓冲体系为（   ）

A. $NaHCO_3$—Na_2CO_3（CO_3^{2-} 的 $pK_b=3.67$）

B. HAc—NaAc（HAc 的 $pK_a=4.76$）

C. $NH_3\cdot H_2O$/NH_4Cl（$NH_3\cdot H_2O$ 的 $pK_b=4.74$）

D. $HCOOH-HCOONa$（$HCOOH$ 的 $pK_a=3.75$）

4．下列缓冲溶液中，缓冲容量最大的是（　　）

A. 0.15 mol/L NH_4Cl/0.05 mol/L $NH_3 \cdot H_2O$

B. 0.10 mol/L NH_4Cl/0.10 mol/L $NH_3 \cdot H_2O$

C. 0.05 mol/L NH_4Cl/0.05 mol/L $NH_3 \cdot H_2O$

D. 0.01 mol/L NH_4Cl/0.09 mol/L $NH_3 \cdot H_2O$

5．在 KH_2PO_4/Na_2HPO_4 缓冲溶液中，抗碱成分是（　　）

A. Na_2HPO_4　　　　B. H_2O　　　　C. KH_2PO_4　　　　D. H_3PO_4

6．已知磷酸的 $pK_{a_1}=2.17$，$pK_{a_2}=7.21$，$pK_{a_3}=12.20$。欲配制 pH 为 7 的缓冲溶液，可以选择的缓冲对为（　　）

A. NaH_2PO_4/Na_2HPO_4　　　　　　B. H_3PO_4/NaH_2PO_4

C. Na_2HPO_4/Na_3PO_4　　　　　　D. H_3PO_4/Na_3PO_4

7．下列的几种溶液中，能用来制备缓冲溶液的是（　　）

A. KNO_3 和 $NaCl$　　　　　　B. $NaNO_3$ 和 $BaCl_2$

C. K_2SO_4 和 Na_2SO_4　　　　D. $NH_3 . H_2O$ 和 NH_4Cl

8．用相同浓度的 HCl 溶液和 $NH_3 \cdot H_2O$（$pK_b=4.76$）配制 pH=9.24 的缓冲溶液，HCl 溶液和 $NH_3 \cdot H_2O$ 溶液的体积比为（　　）

A. 1:1　　　　B. 1:2　　　　C. 2:1　　　　D. 3:1

四、简答题

1．HAc 溶液中也含有 HAc 和 Ac^-，它为什么不是缓冲溶液？

2．在 HAc/NaAc 缓冲溶液中加入大量的强酸或强碱时，溶液的 pH 是否还能保持不变？为什么？

3．以 NH_3/NH_4Cl 为例，说明缓冲溶液的缓冲原理。

4．什么是缓冲溶液，影响缓冲溶液 pH 的因素是什么？

五、计算题

1．在 1 L HAc/NaAc 缓冲溶液中，含有 0.2 mol NaAc 和 0.1 mol HAc，$K_a=1.76\times10^{-5}$，求该溶液的 pH。

2．将 100 mL 0.10 mol/L KH_2PO_4 和 50 mL 0.20 mol/L Na_2HPO_4 溶液混合，求此溶液的 pH（已知 H_3PO_4 的 $K_{a_2}=6.2\times10^{-8}$）。

3．欲配制 pH 为 5.00 的缓冲溶液，计算应在 100 mL 0.10 mol/L HAc 溶液中加入 0.10 mol/L NaOH 溶液多少毫升？（假设溶液总体积为两者之和）

4．临床检验测得三人血浆中 HCO_3^- 和 H_2CO_3 的浓度如下：甲，$[HCO_3^-]=21.0$ mmol/L，$[H_2CO_3]=1.40$ mmol/L；乙，$[HCO_3^-]=22.0$ mmol/L，$[H_2CO_3]=1.10$ mmol/L；丙，$[HCO_3^-]=54.0$ mmol/L，$[H_2CO_3]=1.35$ mmol/L。试求此三人血浆 pH，已知血浆中 HCO_3^-/H_2CO_3 缓冲系的 $pK_a=6.10$，并判断何人为正常人，何人为酸中毒病人，何人为碱中毒病人？

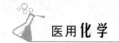

第四节　胶体溶液

胶体广泛存在于自然界中，在人体中无处不在，构成人体组织和细胞的基础物质，如蛋白质、核酸、糖原等都属于胶体物质；人体细胞、血液、淋巴液、肌肉、皮肤、毛发等都属于胶体体系；人体体液如血浆、细胞内液、组织液等都是胶体溶液。胶体和医学有着密切关系，药物在供给临床使用前，须制成适合医疗应用的形式，许多药物如缩宫素、胰岛素、疫苗、血浆代用液等须制成胶体。因此对医学类专业的学生来说，学习有关胶体的相关基本知识至关重要。

一、分散系

（一）分散系的概念

分散系是指一种或几种物质分散在另一种物质中所形成的系统。在分散系中，被分散的物质叫作分散相（或分散质），容纳分散质的物质称为分散介质（或分散剂）。如水滴分散在空气中成为云雾，黏土分散在水中成为泥浆，聚苯乙烯分散在水中形成乳胶等都是分散系，其中水滴、黏土、聚苯乙烯等是分散相，水、空气则是分散介质。医药上用的各种注射液、洗剂、气雾剂、乳剂等都是分散系，如临床上使用的生理盐水也属于分散系，其中水是分散介质，氯化钠是分散相。

（二）分散系的分类

按照分散相粒子直径的大小不同，分散系可分为分子或离子分散系、胶体分散系、粗分散系三类（表2-6）。

表2-6　分散系的分类

分散系类型		分散相粒子直径	分散相粒子组成	一般性质	实例
分子、离子分散系	真溶液	<1 nm	低分子或离子	均相、稳定体系，分散相粒子扩散快，能透过滤纸、半透膜，形成真溶液	生理盐水、医用酒精、蔗糖等水溶液

分散系类型		分散相粒子直径	分散相粒子组成	一般性质	实例
胶体分散系	溶胶	1~100 nm	胶粒（原子或分子离子的聚集体）	非均相、不稳定体系，分散相粒子扩散速度慢，不能透过半透膜，能透过滤纸	氢氧化铁、硫化砷、碘化银及金、银、硫等单质溶胶
	高分子溶液		大分子、大离子	均相稳定体系，分散相粒子扩散慢，不能透过半透膜，能透过滤纸，形成真溶液	蛋白质、核酸等水溶液
粗分散系	悬浊液、乳状液	>100 nm	固体粒子、液体小滴	非均相、不稳定体系，分散相粒子扩散速度很慢或不扩散，较快地下沉，不能透过滤纸和半透膜	泥浆、乳汁、豆浆

胶体分散系，简称胶体，分散相粒子直径在 1~100 nm 的一种特殊分散状态。如云、雾、烟尘都是胶体，分散质相是微小的尘埃或液滴，分散介质是空气。

胶体主要包括溶胶和高分子溶液两类，两种分散相粒子直径大小相仿，有相似性质，但又有本质的区别，溶胶是多相、不稳定体系，高分子溶液是单相、稳定体系。

粗分散系，分子、离子分散系，胶体分散系之间有明显的区别，但没有明显的界线，三者之间的过渡是渐变的，某些体系能同时表现出两种或者三种分散系的性质，因此，以分散相粒子直径大小作为分散系分类的依据是相对的。

二、溶　胶

溶胶是难溶性固体分散在介质中所形成的胶体分散系，溶胶是由大量的分子、原子或离子构成的聚集体，其分散相粒子直径大小在 1~100 nm。溶胶的分散相和分散介质具有明显的界面，因此溶胶属多相分散体系，具有多相、高度分散和不稳定性的基本特性，所以在光学、动力学和电学等方面具有很多特殊性质。

（一）溶胶的性质

1. 溶胶的光学性质——丁达尔（Tyndall）现象。在暗室中将一束会聚的强光通过真溶液和溶胶时，从垂直于入射光方向观察，可以观察到真溶液是透明的，而溶胶有一条呈锥形浑浊发亮的光柱（图2-4）。这种现象称为丁达尔现象也称乳光现象。

丁达尔现象与溶胶粒子的大小及入射光的波长有关，是溶胶粒子对光发生散射的结果。光照射分散系是，根据分散相粒子大小不同会产生不同的现象，若光照射到分散相粒子远小于入射光波长的分散系时，则发生透射现象，如真溶液；若光照射到分散相粒子远大于入射光波长的分散系时，则发生反射现象，如粗分散系；若光照射到分散相粒子略小于入射光波长的分散系时，则发生散射现象。溶胶的分散相粒子直径略小于入射光波的波长，因此主要发生光的散射。根据这一现象可利用丁达尔现象区别溶胶与真溶液、高分子溶液。

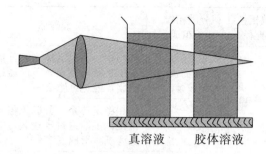

图 2-4 溶胶的丁达尔现象

2. 溶胶的动力学性质。主要是布朗运动、扩散与渗透、沉降等运动特性，是热运动引起的结果。

(1) 布朗运动：在显微镜下观察溶胶，发现胶粒在介质中不停地做不定向的、无规则的运动的现象，称为布朗运动（图 2-5）。胶粒质量越小，温度越高，运动速度越快，布朗运动越剧烈。运动着的胶粒可使其本身不下沉，是溶胶的一个稳定因素，即溶胶具有动力学稳定因素。

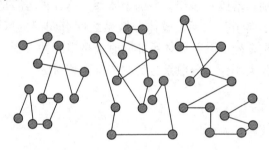

图 2-5 溶胶粒子的布朗运动

(2) 扩散与渗透：当溶胶中的胶粒存在浓度差时，胶粒会自动从浓度大的区域向浓度小的区域迁移的现象称为胶粒的扩散。扩散现象是由于胶粒的布朗运动引起的，实验结果显示，胶粒越小，温度越高，溶胶黏度越小，越容易扩散。

胶粒的扩散，能透过滤纸，但不能透过半透膜，因此溶胶也具有渗透压。可根据胶粒不能透过半透膜的性质，除去溶胶中的小分子杂质，使溶胶净化。常用透析净化溶胶，透析时，可将溶胶装入半透膜袋内，放入流动的净水中，溶胶中的小分子杂质可透过半透膜进入水中而除去。

(3) 沉降：分散系中的溶胶粒子受重力作用而下沉的现象称为沉降。溶胶胶粒较小，扩散和沉降两种作用同时存在。一方面由于布朗运动使胶粒向上扩散，另一方面由于重力作用使胶粒向下沉降。当扩散和沉降这两种相反作用的速度相等时，系统处于平衡状态，称为沉降平衡。平衡时，胶粒的浓度从上到下逐渐增大，形成一个稳定的浓度梯度。粗分散系的分散相粒子大而重，则无布朗运动，扩散力接近零，在重力作用下迅速下沉。

3. 溶胶的电学性质。

(1) 电泳：在外电场作用下，胶粒在分散介质中定向移动的现象称为电泳现象，简称电泳。如图 2-6 所示，在 U 形管中注入红棕色的 Fe(OH)$_3$ 溶胶，向两液面上方滴加适量 NaCl 溶液，并使有色溶胶与 NaCl 溶液有明显界面。将两个惰性电极插入 NaCl 溶液中，接通电源，通电一段时间后，可看到阴极一端红棕色的 Fe(OH)$_3$ 溶胶界面逐渐上升，而阳极一端溶胶的界面逐渐下降，这一现象说明 Fe(OH)$_3$ 溶胶的胶粒带正电，称为正溶胶。

若在 U 形管中注入黄色的 As$_2$S$_3$ 溶胶进行相同的实验，实验的结果是黄色的 As$_2$S$_3$ 胶粒向阳极移动，说明 As$_2$S$_3$ 胶粒带负电，称为负溶胶。多数金属氧化物、金属氢氧化物溶胶为正溶胶，多数金属硫化物溶胶为负溶胶。

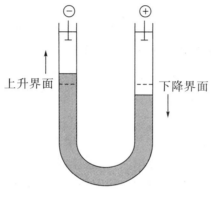

上升界面　　　　　下降界面

图 2-6　电泳现象

电泳技术可在蛋白质、核酸等高分子化合物的分离、提纯及鉴定中发挥非常重要的作用。在临床检验中，可用电泳法分离血清中的各种蛋白质，为疾病的诊断提供依据。

胶粒带电的主要原因：主要有胶核选择性吸附和胶核表面分子解离两个方面。

溶胶是多相、高度分散体系，其表面积和表面能都很大，胶粒很容易吸附溶液中的某些离子以降低表面能。胶粒总是选择性地吸附与其组成相似的离子。当吸附正离子时，胶粒带正电，吸附负离子时，胶粒带负电。如制备时 AgI 溶胶，若 KI 过量，则 I$^-$ 被优先吸附，胶粒带负电；若 AgNO$_3$ 过量，则 Ag$^+$ 被优先吸附，胶粒带正电。某些固体胶粒和液体介质接触后，表面层上的分子与介质作用而解离，其中一种离子扩散到介质中去，这时胶核表面便带相反的电荷。如硅胶的胶核是由很多 SiO$_2$ 分子组成的，表面上的分子和水作用生成硅酸，可部分电离出 SiO$_3^{2-}$ 和 H$_3$O$^+$，H$_3$O$^+$ 扩散到介质中去，而 SiO$_3^{2-}$ 被吸附在胶核表面，使胶粒带负电荷，形成负溶胶。

$$H_2SiO_3 + H_2O \rightleftharpoons HSiO_3^- + H_3O^+$$
$$HSiO_3^- + H_2O \rightleftharpoons SiO_3^{2-} + H_3O^+$$

（二）溶胶的稳定性和聚沉

1. 溶胶的相对稳定性。
胶粒的布朗运动、带同性电荷和表面水化膜，使得溶胶具有相对的稳定性。
（1）胶粒带同性电荷。同种溶胶的胶粒带有同性电荷，使胶粒之间相互排斥不易聚集，带电越多，排斥力越大，胶体越稳定。

（2）胶粒的布朗运动。胶粒在溶液中不停地做无规则的布朗运动，在一定程度上克服了重力对胶粒的影响，起到了使其稳定的作用。

（3）水化膜的保护作用。胶团具有水化双电层结构，即在胶粒外面包有一层水化膜，这层水化膜犹如一层弹性隔膜将胶粒彼此隔开，不易聚集。同时，在一定程度上也阻止了胶粒和带相反电荷离子的结合。水化膜越厚，溶胶越稳定。

2. 溶胶的聚沉。

若减弱或消除溶胶稳定的因素，胶粒会聚集成较大的颗粒而沉淀，称为聚沉。使溶胶聚沉的主要方法有以下几种。

（1）加入电解质。溶胶对电解质比较敏感，加入少量的电解质就能使溶胶聚沉。是因为加入电解质，大量带相反电荷的离子进入吸附层中和胶体所带电荷，使胶粒之间的相互排斥力减少甚至消失，使胶粒迅速凝聚而聚沉。如，向 $Fe(OH)_3$ 溶胶加入少量 Na_2SO_4 溶液，SO_4^{2-} 与 $Fe(OH)_3$ 胶粒所带电荷中和，促使 $Fe(OH)_3$ 胶粒聚合，从而析出沉淀。

不同的电解质对溶胶的聚沉能力不同，常用聚沉值来衡量电解质对某一溶胶的聚沉能力。聚沉值也称临界聚沉浓度，是指使一定量溶胶在一定时间内完全聚沉所需电解质的最小浓度。聚沉能力是聚沉值的倒数，聚沉值越小，聚沉能力越强。

（2）加入带相反电荷的溶胶。将带正电荷与带负电荷的溶胶按适当比例混合，可发生中和进而聚沉，如明矾净水。溶胶相互聚沉的程度与溶胶的比例有关，比例相差较大时，可能不完全聚沉，甚至不聚沉，比例接近时，聚沉最彻底。

（3）加热。很多溶胶在加热时也能发生聚沉。这是因为加热使胶粒的运动速度和相互碰撞机会都有所增加，同时胶核对离子的吸附作用和胶粒表面的溶剂化作用有所削弱，胶粒所带电荷减少，水化程度降低，使胶粒聚沉。如加热煮沸 As_2S_3 溶胶，则有黄色 As_2S_3 沉淀析出。

知识链接：

溶胶的聚沉

江河入海口易形成三角洲，是因为河流中带有负电荷的胶态黏土被海水中带正电荷的钠离子、镁离子中和后沉淀堆积而形成的。

明矾净水：明矾（$KAl(SO_4)_2 \cdot 12H_2O$）是由硫酸钾和硫酸铝混合组成的复盐。把明矾研碎成粉末，放到浑浊不清的水缸里搅拌几下，过一些时候水就可以变得十分清澈透明了，这是由于浑浊不清的水中有很多带负电荷的泥沙胶粒，明矾中的硫酸铝水解形成带正电荷的 $Al(OH)_3$ 溶胶，两者碰撞后相互中和而聚沉，此外电解质的存在也能聚沉溶胶，再加上 $Al(OH)_3$ 絮状物的吸附作用，吸附污物，水就变得清澈干净了。

三、高分子溶液

（一）高分子化合物的概念

高分子化合物是指相对分子质量在1万以上，甚至高达几百万的物质，又称大分子化合物。生物大分子类（如蛋白质、酶、核酸、糖原、淀粉、纤维素等）、人工合成的聚合物类（如树脂、聚乙烯塑料、合成橡胶、合成纤维等）都是高分子化合物。高分子化合物溶解于适当的介质中所形成的分散系称为高分子溶液，该分散相是均匀的分子、离子，为均相体系。

（二）高分子溶液的特性

高分子化合物分散到适当的分散介质中形成均匀的溶液。其分散相是单个的高分子，这些高分子与分散介质之间没有界面存在，因此与低分子溶液一样属于均相、稳定的体系。虽然高分子溶液的分散相粒子是分子，但分散相粒子的大小已达到胶体范围（1~100 nm），因此高分子溶液具有与溶胶相似的某些性质，如扩散速度慢、能透过滤纸但不能透过半透膜等，因此高分子溶液也被列入胶体分散系。但高分子溶液的分散相粒子是单个的高分子，其组成和结构与溶胶的胶粒不同，所以高分子溶液也有其特殊性质（表2-7）。

表2-7 高分子溶液和溶胶的性质比较

高分子溶液	溶胶
分散系组成：单个大分子或大离子	分散系组成：许多小分子组成的聚集体
单相，稳定体系	多相，相对稳定体系
丁达尔现象微弱	丁达尔现象明显
对电解质不太敏感，加大量电解质可盐析	对电解质敏感，加少量电解质即聚沉
分子的柔顺性对溶液的性质有重要影响	相界面对溶胶性质有重要影响
黏度大	黏度小

1. 稳定性较大。高分子溶液比溶胶稳定，与真溶液相似，在无菌、溶剂不蒸发的情况下，可长期放置不发生沉淀，原因是高分子化合物的分子结构中含有—OH、—COOH、—NH$_2$等大量的亲水基团，使其形成一层比较厚的水化膜，使高分子溶液具有稳定性。

要使高分子化合物从溶液中析出，可加入大量的电解质。这种加入大量电解质使高分子化合物从溶液中沉淀析出的过程叫作盐析。盐析一般是可逆的，加水后又可重新溶解。不同的高分子溶液其稳定性不同，盐析时所需电解质的浓度也不相同。对于混合高分子溶液，通过调节加入电解质的浓度，使不同的高分子化合物从溶液中逐步沉淀析出，对高分子化合物进行分离、净化，这种方法称为分段盐析法。如分离血清蛋白，加入（NH$_4$）$_2$SO$_4$溶液，当浓度达到 2.0 mol/L 时，血清中球蛋白首先沉淀析出，分离沉淀，继续滴加（NH$_4$）$_2$SO$_4$到 3～3.5 mol/L 时，清蛋白沉淀析出。

2. 黏度较大。高分子溶液相比于真溶液或溶胶的黏度都要大很多。主要有两个原因：一是高分子化合物具有线状、分支状或网状结构，分子链较大，在溶液中能牵引介质使溶剂分子移动困难；二是高分子化合物高度溶剂化，使自由流动的溶剂减少，因此高分子溶液有较大黏度。利用高分子溶液黏度大的这一特性，可用淀粉、糊精、蛋白质溶液做黏合剂。

（三）高分子溶液对溶胶的保护作用

向溶胶中加入适量的高分子化合物溶液，溶胶的稳定性显著提高，这种现象称为高分子溶液对溶胶的保护作用。高分子溶液对溶胶的保护作用可使溶胶受到外界因素作用时，不易发生聚沉，主要是由于高分子化合物和胶粒都有较大的表面积，比较容易相互吸附，当高分子化合物被吸附在胶粒表面时，能将整个胶粒包裹起来形成一个保护层；同时高分子化合物又是高度溶剂化的，有一层致密的水化膜，这样层层保护，使胶粒与胶粒或与电解质减少直接接触，提高了溶胶的稳定性。

知识链接：

钡餐

钡餐造影是指用医用硫酸钡作为造影剂（即消化道钡剂造影），在 X 线照射下显示消化道有无病变的一种检查方法。由于钡的原子序数高，不易被 X 线穿透，在胃肠道内与周围器官形成明显对比，且硫酸钡不溶于水和脂质，不会被胃肠道黏膜吸收，因此对人基本无毒性。用于胃肠道造影的硫酸钡合剂，其中含有足量的一种高分子化合物——阿拉伯胶，对硫酸钡溶胶起保护作用，当病人口服后，硫酸钡胶浆能均匀地黏附在胃肠道壁上形成薄膜，从而有利于造影检查。当 X 线透过人体时，利用显示器间接观察被钡剂充盈的胃的形态、大小、位置及蠕动情况等，并进行摄像，结合临床表现做出综合判断。对于部分临床症状和 X 线征象均不典型的病人还需结合其他检查。

医药用的防腐剂胶体银（如蛋白银），就是利用蛋白质的保护作用制成银溶胶，使银稳定地分散在水中。这些被保护的溶胶可以蒸干，在需要时加入水即恢复成溶胶状态。血液中所含的难溶 CaCO$_3$、Ca$_3$（PO$_4$）$_2$就是靠血液中的蛋白质保护而以胶态存在，器官患胆囊、肾等器官患病会使血液中蛋白质减少，则难溶盐就可能沉积在胆囊、肾等器官中，形成各种结石。

目标检测

一、判断题

1. 真溶液在电场作用下可产生电泳现象。
2. 用电泳技术可分离、鉴定蛋白质。
3. 高分子化合物溶液属于胶体分散系。
4. 加入大量电解质盐类，能引起高分子聚集沉降的作用叫盐析。
5. 丁达尔现象可用于区别真溶液和胶体溶液。

二、填空题

1. 电解质对溶胶的聚沉作用，取决于反离子的价数，反离子价数越_____聚沉能力越_____。
2. 加入大量的电解质，使高分子化合物从溶液中聚沉析出的过程称为_____。
3. 溶胶的动力学性质包括_____、_____和_____。
4. 一种或数种物质分散在另一种物质中所形成的体系称为_____，被分散的物质称为_____，容纳分散相的物质称为_____。
5. 分散系根据分散质粒子大小可分为_____、_____和_____三类分散系。
6. 溶胶稳定的因素主要有_____、_____和_____。使溶胶聚沉的方法主要有_____、_____和_____。

三、选择题

1. 丁达尔现象的形成是由于胶体粒子对光具有（   ）
A. 透射性　　B. 反射性　　C. 折射性　　D. 散射性
2. 能透过滤纸不能透过半透膜的分散系是（   ）
A. NaCl 溶液　　B. AgI 溶胶　　C. 泥浆　　D. 葡萄糖溶液
3. 对胶体具有保护作用的是（   ）
A. 蔗糖　　B. 硫酸钾　　C. 氨水　　D. 蛋白质
4. 高分子溶液稳定的主要原因是（   ）
A. 分子相对质量大　B. 黏度大　　C. 溶剂化膜　　D. 单相体系
5. 蛋白质溶液属于（   ）
A. 悬浊液　　B. 胶体　　C. 乳状液　　D. 真溶液
6. 下列试剂中，使 $Fe(OH)_3$ 溶胶聚沉效果最好的是（   ）
A. $AlCl_3$　　B. Na_3PO_4　　C. Na_2SO_4　　D. $NaNO_3$
7. 溶胶稳定的主要原因是（   ）
A. 布朗运动　　B. 胶粒带电　　C. 溶剂化膜　　D. 丁达尔现象
8. 溶液、胶体和悬浊液三种分散系的根本区别是（   ）
A. 分散质粒子直径的大小
B. 分散质粒子能否透过滤纸或半透膜
C. 分散质是否为大量分子或离子的集合体

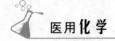

D. 是否均一、透明稳定

四、简答题

1. 什么是高分子对溶胶的保护作用？这种保护作用在生理上有何重要意义？

2. 溶胶与高分子溶液具有稳定性的原因是哪些？用什么方法可以分别破坏它们的稳定性？

第三章 配位化合物

配位化合物是一类组成较复杂、应用非常广泛的化合物，简称配合物。配合物在化学和医学领域都具有广泛而重要的应用，且在生命活动中起着重要的作用。生命体中各种代谢所需的生物催化剂——酶，几乎都含有以配合状态存在的金属元素；血液中输送氧的血红素，是一种含有亚铁的配合物；维持机体正常功能所必需的维生素 B_{12} 是含钴的配合物。有些药物本身就是配合物，如抗癌药物顺铂。因此对医学类专业的学生来说，学习有关配位化合物的基本知识非常重要。

第一节　配合物的基本概念

一、配合物的定义

什么是配合物，通过以下实验来观察。向硫酸铜溶液中逐滴加入氨溶液，开始得到浅蓝色碱式硫酸铜 $[Cu(OH)]_2SO_4$ 沉淀。继续加入氨溶液，浅蓝色沉淀消失，得到深蓝色澄清溶液。继续向该溶液滴加适量的乙醇溶液，则有深蓝色晶体物质生成。将该晶体溶于水后盛于两支试管，分别加入 NaOH 溶液和 $BaCl_2$ 溶液，加入 NaOH 溶液的试管没有产生氨气，也没有产生蓝色的 $Cu(OH)_2$ 沉淀，该实验证明溶液中没有大量 Cu^{2+}、NH_4^+；而加入 $BaCl_2$ 溶液的试管立即产生 $BaSO_4$ 白色沉淀，该实验说明溶液中有大量 SO_4^{2-} 存在。经实验研究确定，在上述溶液中生成了深蓝色结晶的化学组成是 $[Cu(NH_3)_4]SO_4$，该结晶能解离为 $[Cu(NH_3)_4]^{2+}$ 复杂离子和 SO_4^{2-}。而复杂离子 $[Cu(NH_3)_4]^{2+}$ 由一个 Cu^{2+} 和四个 NH_3 以配位键相连而成。

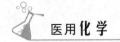

$$CuSO_4 + 4NH_3 \rightleftharpoons [Cu(NH_3)_4]SO_4$$

又如 NaCN、KCN 有剧毒，而亚铁氰化钾（$K_4[Fe(CN)_6]$）和铁氰化钾（$K_3[Fe(CN)_6]$）都含有氰根，但没有毒性，原因是亚铁离子或铁离子与氰根离子形成稳定的复杂离子，没有水解出游离的 CN^-。

$$Fe^{2+} + 6CN^- \rightleftharpoons [Fe(CN)_6]^{4-}$$
$$Fe^{3+} + 6CN^- \rightleftharpoons [Fe(CN)_6]^{3-}$$

这种由金属离子或原子和一定数目的中性分子或阴离子结合而成的复杂离子或分子称为配离子或配位分子，如 $[Cu(NH_3)_4]^{2+}$、$[Fe(CN)_6]^{3-}$。含有配离子的化合物和配位分子称为配位化合物，简称配合物，因其组成复杂又叫络合物。如 $[Cu(NH_3)_4]SO_4$、$K_4[Fe(CN)_6]$、$K_2[HgI_4]$、$[Ag(NH_3)_2]OH$ 等均是配合物。

二、配合物的组成和类型

1. 配合物的组成。

一般把配合物分为内界和外界两部分。内界是配离子，是配合物的特征部分，内界一般写在方括号内。外界是方括号以外的部分，是与配离子所带电荷相反的其它离子。如 $[Cu(NH_3)_4]SO_4$ 配合物，内界是四个 NH_3 和 Cu^{2+}，外界是 SO_4^{2-}；$K_3[Fe(CN)_6]$ 配合物，内界是六个 CN^- 和 Fe^{3+}，外界是 K^+。

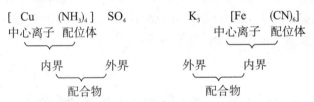

（1）中心离子（提供空轨道），在配合物的内界中，位于配离子（或分子）中心位置的离子（或原子），能接受孤对电子，称为中心离子。常见的中心离子是金属离子，特别是过渡金属离子较多，如 $[Cu(NH_3)_4]SO_4$、$[Pt(NH_3)_2Cl_4]$ 等中的 Cu^{2+}、Pt^{4+}；还有少数是中性原子及高氧化态的非金属元素，如 $[Fe(CO)_5]$ 中的 Fe 原子，$[SiF_6]^{2-}$ 中的 Si^{4+} 离子。

（2）配位体和配位原子（提供电子对），在配离子中，与中心离子以配位键相结合的阴离子或中性分子称为配位体，简称配体。如 $[Pt(NH_3)_2Cl_4]$ 中的 NH_3、Cl^- 等都是配体。配位体中提供孤对电子直接同中心离子形成配位键的原子称为配位原子，如 NH_3 分子中的 N 原子、CN^- 离子中的 C 原子等都是配位原子。配位原子主要是电负性较大的周期表中 V、VI、VII 三个主族的元素，如 O、S、F、N、C 等。

按配体中所含配位原子的数目不同，可分为单齿配体和多齿配体（表 3-1）。仅含有一个配位原子的配位体称为单齿配体，如 F^-、CN^-、NH_3、H_2O 等。含有两个或两个以上的配位原子的配位体称为多齿配体，如常见的多齿配体有乙二胺（缩写 en）、乙二胺四乙酸根。乙二胺 $H_2NCH_2CH_2NH_2$ 为常见的二齿配体，两个氨基中的 N 都是配位原子。乙二胺四乙酸根离子（⁻OOCCH₂）₂NCH₂CH₂N（CH₂COO⁻）₂，除有两个氨基氮是配位原子外，还有四个羟基氧也是配位原子。

表 3－1　常见的配位体

配位原子	配位体举例
卤素	F⁻、Cl⁻、Br⁻、I⁻
N	NH₃、NH₂CH₂CH₂NH₂（乙二胺）
C	CN⁻（氰离子）
S	SCN⁻（硫氰根离子）
O	H₂O、RCOO⁻、C₂O₄²⁻（草酸根离子）

（3）配位数，在配合物中，与中心离子以配位键结合的配位原子的数目，称为该中心离子的配位数。一般常见配位数的是 4 和 6（表 3－2）。如果配位体是单齿的，配位体的数目就是该中心离子的配位数。例如，[Pt(NH₃)₄]Cl₂、[Ag(NH₃)₂]NO₃配位数分别是 4 和 2。如果配位体是多齿的，配位体的数目则不等于中心离子的配位数。例如，[Cu(en)₂]²⁺配位数是 4 并不是 2，因为乙二胺是二齿配体。因此在计算中心离子的配位数时，一般是先在配合物中确定配体是单齿配体还是多齿配体，再计算配位原子的数目。

表 3－2　常见离子的配位数

配位数	离子
2	Ag⁺、Cu²⁺、Au⁺
4	Zn²⁺、Cu²⁺、Hg²⁺、Ni²⁺、Co²⁺、Pt²⁺、Pd²⁺、Si⁴⁺、Ba²⁺
6	Fe²⁺、Fe³⁺、Co²⁺、Co³⁺、Cr³⁺、Pr⁴⁺、Pd⁴⁺、Al³⁺
8	Mo⁴⁺、Ca²⁺、Ba²⁺、Pb²⁺

2. 配合物的类型。

配合物范围非常广泛，常见的类型有简单配位化合物、螯合物、多核配合物三种。

简单配位化合物是指由单齿配体与中心离子以配位键形成的配合物，如[Pt(NH₃)₄]Cl₂、[Fe(CO)₅]、[Ag(NH₃)₂]NO₃等；螯合物又称内络合物，是中心离子和螯合剂（多齿配位体）配合而成具有环状结构的配合物，如[Cu(en)₂]²⁺（图 3－1）、血红蛋白和叶绿素等。能与中心离子形成螯合物的多齿配体称为螯合剂，常用的螯合剂是氨羧螯合剂，应用最广泛的是乙二胺四乙酸（EDTA）；多核配合物是指一个配位原子能同时与两个中心离子结合形成配合物，如 Pb(OH)ClO₄、[Co(OH)(NH₃)₄]⁴⁺（图 3－2）等。

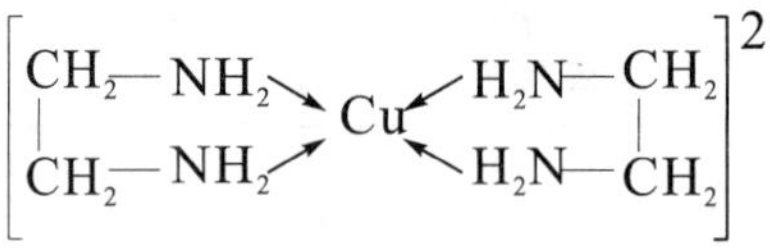

图 3-1 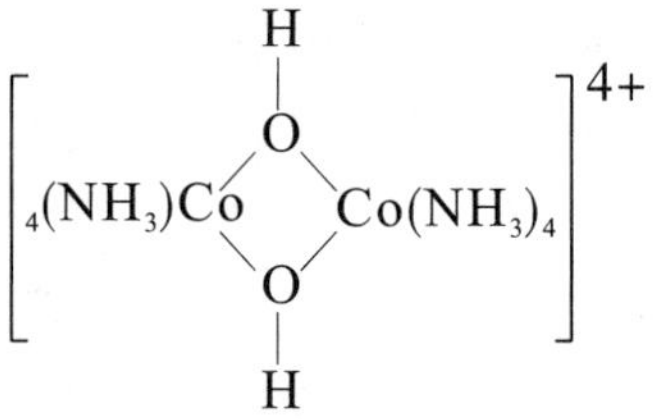   图 3-2

三、配合物的命名

配合物内界和外界之间的命名方法服从一般无机物的命名原则：阴离子名称在前，阳离子名称在后；跟一般无机化合物中的二元化合物酸、碱、盐一样称为"某化某""某酸某""某酸""氢氧化某"等。

配体与配位分子命名时，配体名称列在中心原子之前，相同配位体的个数用一、二、三等表示，不同配体之间以中圆点"·"分开，当配位体个数为一时，有时可将"一"字省去。在中心原子与最后一个配位体的名称间加个"合"字，并按配位体数－配位体名称－"合"－中心原子名称－中心原子价态（用Ⅰ、Ⅱ、Ⅲ罗马数字表示）。

若内界中含有多种配位体，命名时配位体书写的顺序：先无机配位体后有机配位体，如 $[Co(NH_3)_2(en)_2]Cl_3$，三氯化二氨·二（乙二胺）合钴（Ⅲ）；先阴离子后中性分子，如 $[Co(NH_3)_4Cl_2]Cl$，氯化二氯·四氨合钴（Ⅲ）；若配体均为阴离子（或中性分子）时，按配位原子元素符号的英文字母顺序排列，如 $[COCl_2(NH_3)_3(H_2O)]Cl$，氯化二氯·三氨·水合钴（Ⅲ）。

例如：

$K_2[PtCl_6]$	六氯合铂（Ⅳ）酸钾
$[Cu(NH_3)_4]^{2+}$	四氨合铜（Ⅱ）离子
$[Fe(CN)_6]^{3-}$	六氰合铁（Ⅲ）离子
$[Cu(NH_3)_4]SO_4$	硫酸四氨合铜（Ⅱ）
$[Ni(CO)_4]$	四羰基合镍（0）
$[Ag(NH_3)_2]OH$	氢氧化二氨合银（Ⅰ）
$Na_4[Fe(CN)_6]$	六氰合铁（Ⅱ）酸钠

第二节　配合物在医学上的意义

配合物在自然界存在非常广泛，且在生命过程中有着重要的作用，在医学上有重要的意义。例如，用于治疗疾病的某些金属离子，因其毒性、刺激性、难吸收性等不适合临床应用，将它们变成螯合物后就可以降低其毒性和刺激性，帮助吸收；补给缺铁性贫血病人铁质的枸橼酸铁铵，治疗糖尿病的胰岛素，用于抗癌的药物顺二氯二氨合铂（Ⅱ）（图3-3）、氯化二茂铁等。

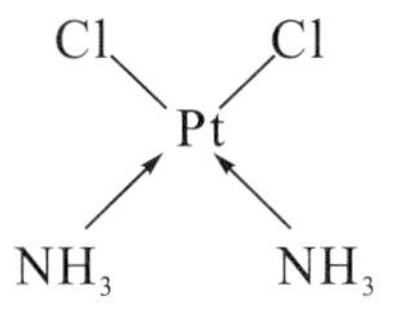

图3-3

人体内输送氧气和运送二氧化碳的血红素是一种含铁的配合物；对调节体内的物质代谢有重要作用的胰岛素也是含锌的配合物。生物体内还有作为催化剂的酶，大多数也是复杂的金属配合物。

有些配合物可用作抗凝血剂防止血液凝固。Ca^{2+}离子是血液凝固的必要条件之一，保存血液时常加入少量的枸橼酸钠，可与血液中的Ca^{2+}离子结合成稳定的螯合物，从而防止血液凝固。

有些配位剂可用作有毒元素中毒的解毒剂。例如，二巯丁二钠（二巯基丁二酸钠）可以和进入人体内的砷、汞及某些重金属形成螯合物，从而解毒。枸橼酸钠可以和铅形成稳定的螯合物，是防治职业性铅中毒的有效药物。

一些临床生化检验常利用配合物的形成反应，如离子在生成配合物时常显示某种特征的颜色，进行离子的定性与定量检验。例如，检测血清中铜的含量，可于血清中加三氯乙酸除去蛋白质后，于滤液中加入铜试剂（二乙胺基二硫代甲酸钠）生成黄色配合物，可用比色法测其含量；检验人体是否是有机汞农药中毒，取检液经酸化后，加入二苯胺基脲醇溶液，若出现紫色或蓝紫色，即证明有Hg^{2+}存在。总之，配合物在生物和医学方面有着非常重要的应用。

目标检测

一、填空题

1. 配合物 $K_3[Fe(CN)_6]$ 的名称为_____，配位数为_____，配离子为_____，中心原子为_____，配位体为_____。

2. $[Cr(NH_3)_6]Cl_3$ 的中心离子为_____，配位体为_____，配位原子为_____，配位数为_____，内界为_____，外界为_____，命名为_____。

3. 螯合物是指中心原子与_____结合形成的具有_____的配合物。

4. 在配合物中，配位体与中心原子以_____键结合，内界与外界之间则是____键。

5. 单齿配体是指_____的配体，比如_____；多齿配体是指_____的配体，比如_____。

二、选择题

1. 在配合物中，中心原子的配位数等于（　　　）

A. 配合物的外界离子的数目　　　　B. 配离子的电荷数

C. 配位原子的数目　　　　　　　　D. 配体的数目

2. 配合物中的特征化学键是（　　　）

A. 离子键　　　　B. 共价键　　　　C. 配位键　　　　D. 氢键

3. 乙二胺四乙酸能与金属离子形成下列哪种物质（　　　）

A. 螯合物　　　　B. 聚合物　　　　C. 简单配合物　　D. 沉淀物

4. 配合物 $[Co(NH_3)_4(H_2O)_2]Cl_3$ 中配位原子是（　　　）

A. N、O、Cl　　B. N、H、Cl　　C. N、O　　　　D. O、H

5. 下列配离子中，中心原子的配位数为 4 的是（　　　）

A. $[Fe(en)_3]^{3+}$　　　　　　　　B. $[Cu(en)_2]^{2+}$

C. $[Ag(NH_3)_2]^+$　　　　　　　　D. $[Fe(CN)_6]^{3-}$

6. 二巯丁二钠可作为重金属中毒时的解毒剂，这是因为它（　　　）

A. 具有氧化性　　　　　　　　　　B. 具有还原性

C. 能与重金属生成难溶物　　　　　D. 能与重金属离子形成配合物

7. 乙二胺四乙酸的缩写是（　　　）

A. EDTA　　　　B. ox　　　　　C. en　　　　　D. py

三、简答题

在含有 Fe^{3+} 的溶液中加入 KSCN，则由于生成 $[Fe(SCN)_6]^{3-}$ 配离子而使溶液显血红色，若将 KSCN 溶液加入下列溶液中能否显色？说明原因。

（1）$(NH_4)\cdot Fe(SO_4)_2$

（2）$K_3[Fe(CN)_6]$

第四章　有机化合物概述和烃

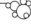

第一节　有机物概述

有机化学与人类的生产和生活有着十分密切的关系。它涉及数目众多的天然物质和合成物质，这些物质直接关系到人类的衣、食、住、行。

研究医学的主要目的是防病、治病，研究的对象是组成成分复杂的人体。组成人体的物质除水和一些无机盐以外，绝大部分是有机物。例如构成人体组织的蛋白质，与体内代谢有密切关系的酶、激素和维生素，人体贮藏的养分——糖原、脂肪等。这些有机物在体内进行着一系列复杂的变化（也包括化学变化），以维持体内新陈代谢作用的平衡。为了防治疾病，除了研究病因以外，还要了解药物在体内的变化，它们的结构与药效、毒性的关系，这些都与有机化学密切相关。

有机化学作为医学的一门基础课，它为生物化学、生物学、免疫学、遗传学、卫生学以及临床诊断等提供必要的基础知识。有关生命的人工合成，遗传基因的控制，癌症、艾滋病等的治疗都是目前医学和生物学正在探索的重大课题。在这些领域中也离不开有机化学的密切配合。

一、有机物的概念

有机化学就是研究有机物的组成、结构、性质、应用及合成的一门学科。

有机物在组成上大多含有碳、氢、氧、氮等元素，少数还含有硫、磷、卤素等。任何一种有机物，在分子组成中都含有碳元素，绝大多数还含有氢元素。由于有机物分子中的氢原子可以被其他元素的原子或原子团所替代，从而衍变出许许多多其他的有机物，所以把有机物定义为碳氢化合物及其衍生物。

自然界中，一氧化碳、二氧化碳和碳酸盐等少数物质，虽然含有碳元素，但由于它们在组成和性质上与无机物相似，所以通常把这些化合物列为无机物。

二、有机物的特点

与无机物相比，大多数有机物具有以下特性。

（一）有机物在性质上的特点

1. 易燃烧。由于有机物组成中含有碳、氢等可燃元素，所以绝大多数有机物都可以燃烧，如天然气、液化气、乙醇、汽油、煤油、柴油、纸、木材、油脂和乙醚等，燃烧时主要生成二氧化碳和水。而无机物如铁、食盐、砂石等，一般不能燃烧或难燃烧。极少数有机物不仅不能燃烧，还能用于灭火。

2. 熔点、沸点低。常温下大多数有机物是易挥发气体、液体或低熔点固体。常温下有机物熔点较低，很少超过 300℃。例如：汽油、煤油常温下为液体。而绝大多数的无机物熔点较高，如氯化钠熔点 800℃，氧化铝的熔点高达 2050℃。

3. 溶解性。绝大多数有机物易溶于有机溶剂，难溶于水。有机溶剂是指能作为溶剂的有机物，如苯、四氯化碳、乙醚和乙醇等。而大多数无机物易溶于水，难溶于有机溶剂（相似相溶）。

4. 稳定性差。多数有机物常因温度、光照、空气或细菌的影响分解变质，不如无机物稳定。例如，维生素 C 片剂，若长时间放置会被空气中的氧氧化变质，颜色由白色逐渐变为黄色而失去药效。许多抗生素片剂或针剂常注明失效期，就是因为这些药物稳定性差，经过一定时间后会发生变质而失效。

5. 绝缘性。绝大多数有机物为非电解质，不导电，如蔗糖、汽油、乙醇等；而大多数无机物在熔融或溶液状态下以离子形式存在，所以具有导电性。

6. 反应速度比较慢。有机物的化学反应，大部分是由于分子中共价键旧键的断裂和新键的形成，除个别反应外，大多数有机物之间的反应速度较慢，有的需几小时、几天，甚至更长的时间才能完成。因此常采用加热、加压、光照或加入催化剂等方法来加快反应的进行。

7. 反应产物复杂。多数有机物之间的反应，除了生成主要产物外，常伴有副产物生成，得到的反应产物是混合物。条件不同，产物不同，是有机化学反应要关注的重点。而无机物之间的反应，一般很少有副反应发生。

（二）有机物的结构特点

有机物都含有碳元素，其结构特点主要取决于碳原子的结构。

1. 碳原子的结构特点。

（1）碳原子的价态——四价。碳元素在元素周期表中位于第二周期，第ⅣA族。由于碳原子最外层有四个电子，在与其他原子成键时，既不容易失去电子，也不容易得到电子。因此，碳原子易与其他原子共用四对电子，即形成四个共价键（每条"—"表示一个共用电子对，即一个共价键），因而碳原子在有机物中常表现为四价。例如，甲烷（CH_4）分子的组成是碳原子最外电子层的四个电子，分别与四个氢原子形成四个共价键。甲烷的分子结构见图4-1。

图4-1　甲烷的分子结构

在有机物中，原子或原子团绝大多数都以共价键相结合，每种元素的原子表现出它特有的价态，如碳原子总是四价，氮原子一般三价，氧原子一般是二价，氢原子总是一价等。由于有机物分子中的共价键结合比较牢固，性质稳定，所以大多数有机化学反应速率比较缓慢。又因为共价键极性较小或者无极性，导致多数有机物难溶于水，而易溶于非极性或极性小的有机溶剂。

（2）碳碳键的类型——共价键。在有机物中，碳原子不仅能与氢原子或其他元素（O、N、S等）的原子结合成键，而且碳原子之间也可以通过共价键相结合。两个碳原子之间共用一对电子形成的共价键称为碳碳单键（一个 σ 键）；两个碳原子之间共用两对电子形成的共价键称为碳碳双键（一个 σ 键和一个 π 键）；两个碳原子之间共用三对电子形成的共价键称为碳碳三键（一个 σ 键和两个 π 键）（图4-2）。

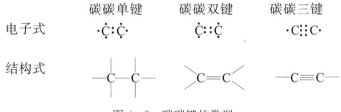

图4-2　碳碳键的类型

碳原子之间还可以相互连接形成长短不一和大小不等的各种链状和环状，构成有机物的基本骨架（图4-3）。

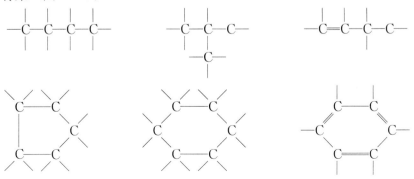

图4-3　有机物的基本骨架

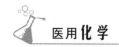

由此可见，在有机物分子中，碳原子结合能力强，既可以形成单键，也可以形成双键和三键；既可形成链状结构，又可形成环状结构，且结合方式多种多样。这些结构上的特点，是造成有机物种类繁多的原因之一。

（3）共价键的断裂和反应类型——均裂与自由基反应和异裂与离子型反应。

任何一个有机反应过程，都包括原有的化学键的断裂和新键的形成。共价键的断裂方式有两种：均裂和异裂。

①均裂。

共价键断裂后，两个键合原子共用的一对电子由两个原子各保留一个。这种键的断裂方式叫均裂。

$$A:B \longrightarrow A\cdot + \cdot B$$

由均裂生成的带有未成对电子的原子或原子团叫自由基或游离基。有自由基参加的反应叫作自由基反应。这种反应往往被光、高温或过氧化物所引发。自由基反应是高分子化学中的一个重要的反应，它也参与许多生理或病理过程。

②异裂。

共价键断裂后，其共用电子对只归属于原来生成共价键的两部分中的某一部分。这种键的断裂方式叫作异裂。

$$A:B \longrightarrow A^+ + :B^- \text{ 或 } A:B \longrightarrow :A^- + B^+$$

碳与其他原子间的 σ 键断裂时，可得到碳正离子或碳负离子。

通过共价键的异裂而进行的反应叫作离子型反应，它有别于无机化合物瞬间完成的离子反应。它通常发生于极性分子之间，通过共价键的异裂而完成。

2. 同分异构现象。

有机物的性质主要取决于结构。在研究物质的分子组成和性质时，人们发现很多有机物的分子组成（化学式）相同，但结构却不同，因而性质也不同。例如，乙醇（CH_3CH_2OH）和甲醚（CH_3OCH_3），它们的分子组成均为 C_2H_6O，但分子中原子之间连接的顺序和方式不同，即结构不同。这种化学式相同，而结构不同的化合物，互称为同分异构体，这种现象称为同分异构现象。

$$
\text{同分异构}
\begin{cases}
\text{构造异构} \\
\text{（平面异构）}
\begin{cases}
\text{碳链异构} \\
\text{位置异构} \\
\text{官能团异构}
\end{cases} \\
\text{立体异构}
\begin{cases}
\text{构象异构} & \text{顺反异构} \\
\text{构型异构} & \text{旋光异构（对映异构）}
\end{cases}
\end{cases}
$$

同分异构现象在有机物中普遍存在，这也是有机物种类和数目繁多的又一个重要原因。本书中同分异构只考虑构造异构。

三、有机物的分类

一般按碳链骨架和官能团两种方法对有机物进行分类。

（一）按碳链的骨架分类

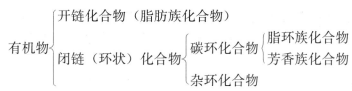

　　链状化合物之所以称为脂肪族化合物，是因为它们是最早从有长链结构的脂肪酸和脂肪中分离出来的，因此被认为是链状化合物的代表。芳香族化合物是具有苯环的一类化合物。在有机化学发展的初期，这类化合物是从树脂或香脂中得到的，而且它们大多数都具有芳香气味，所以称为芳香化合物。但是具有苯环的化合物不一定都有芳香气味，而有芳香气味的化合物也不一定含有苯环。所以，芳香族化合物中的"芳香"二字已失去其原有的含义。

　　1．开链化合物。例如：

$$CH_3—CH_2—CH_2—CH_3$$
丁烷

$$CH_3—CH—CH_3$$
$$\quad\quad\quad |$$
$$\quad\quad\ CH_3$$
2-甲基丁烷

　　2．闭链化合物。闭链化合物是指碳原子与碳原子或碳原子与其他元素的原子之间首尾相连，结合成闭合的环状结构化合物。由于它们分子中具有环状结构，故又称为环状化合物。根据分子中成环的原子种类的不同，闭链化合物又分为碳环化合物和杂环化合物。

　　（1）碳环化合物是指分子中的环全部由碳原子组成的化合物。根据碳环结构不同，又分为脂环族化合物和芳香族化合物。

　　①脂环族化合物是指与脂肪族化合物性质相似的碳环化合物，如：

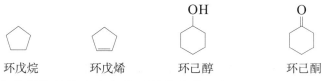

环戊烷　　　　环戊烯　　　　环己醇　　　　　环己酮

　　②芳香族化合物是指结构中含有苯环的化合物，如：

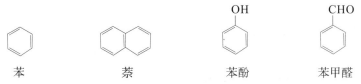

苯　　　　　　萘　　　　　　苯酚　　　　　苯甲醛

　　（2）杂环化合物是指构成环的原子除碳原子外，还含有其他元素原子的化合物，如：

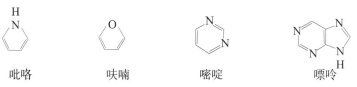

吡咯　　　　　呋喃　　　　　嘧啶　　　　　　嘌呤

（二）按官能团不同分类

有机物的化学性质除了和它们的碳链骨架构造有关外，还取决于分子中某些特殊的原子或原子团。这些能决定化合物基本化学性质的原子或原子团叫官能团。由于含有相同官能团的化合物的化学性质基本相似，所以可以把官能团作为主要标准对有机物进行分类，以便于学习。按分子中所含官能团的不同，可将有机物分为若干类（表4-1）。

表4-1　常见的有机物及其官能团

化合物类别	官能团名称	官能团结构	化合物类别	官能团名称	官能团结构
烯烃	碳碳双键	$\diagup C=C \diagdown$	醛	醛基	$-\overset{\overset{\displaystyle O}{\|}}{C}-H$
炔烃	碳碳三键	$-C\equiv C-$	酮	酮基	$-\overset{\overset{\displaystyle O}{\|}}{C}-$
酯	酯基	$-\overset{\overset{\displaystyle O}{\|}}{C}-O-$	酰胺	酰胺基	$-\overset{\overset{\displaystyle O}{\|}}{C}-NH_2$
卤代烃	卤素	$-X$（F、Cl、Br、I）	羧酸	羧基	$-COOH$
醇、酚	羟基	$-OH$	胺	氨基	$-NH_2$
醚	醚基	$-O-$	硝基化合物	硝基	$-NO_2$
磺酸	磺酸基	$-SO_3H$	腈	氰基	$-CN$

第二节　烃

只由碳和氢两种元素组成的化合物，称为碳氢化合物，简称为烃。烃分子中的氢原子被其他元素的原子或原子团替代后，衍生出许多其他类别有机物。因此，烃可看成是有机物的母体。

根据烃结构的不同，分类如下：

$$
烃
\begin{cases}
开链烃（脂肪烃）
\begin{cases}
饱和链烃（烷烃） \\
不饱和链烃
\begin{cases}
烯烃 \\
炔烃
\end{cases}
\end{cases} \\[2ex]
闭链烃
\begin{cases}
脂环烃 \\
芳香烃
\end{cases}
\end{cases}
$$

一、饱和链烃

烃分子中的碳原子彼此连接成开放的链状结构的烃称为开链烃，又称脂肪烃。开链烃分子中的碳原子之间彼此以单键相连接，碳原子其余的价健全部和氢原子结合的开链烃，称为饱和链烃，又称烷烃。最简单的烷烃是——甲烷（空间结构正四面体型见图4－4）。

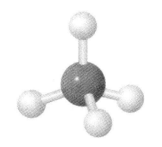

图4－4　甲烷的球棍结构模型

（一）烷烃的同系物和通式

表4－2列出了几种烷烃的结构简式、化学式及相邻组成差。

表4－2　几种烷烃的结构简式和化学式

名称	结构简介	化学式	相邻组成差
甲烷	CH_4	CH_4	CH_2
乙烷	CH_3CH_3	C_2H_6	CH_2
丙烷	$CH_3CH_2CH_3$	C_3H_8	CH_2
丁烷	$CH_3CH_2CH_2CH_3$	C_4H_{10}	CH_2
戊烷	$CH_3（CH_2）_3CH_3$	C_5H_{12}	CH_2

比较上述烷烃可以看出：它们在分子组成上相差一个或几个CH_2原子团，都是以共价单键相结合成链状结构。在有机物中，把这种结构相似，在分子组成相差一个或多个CH_2原子团的一系列化合物，称为同系列。同系列中的化合物互称同系物。

烷烃分子随着碳原子数的增加，碳链的增长，氢原子数也随之增多。如果碳原子的数目是n，则氢原子的数目是$2n+2$。所以烷烃的组成通式可表示为C_nH_{2n+2}。例如，十七烷的化学式为$C_{17}H_{36}$。同系物化学性质相近，物理性质也随着碳原子数的增多而呈现规律性的变化。因此，在同系物中只要深入研究一个或几个化合物，就可以推测出其他同系物的性质。

（二）烷烃的同分异构现象（不考虑立体异构）

在烷烃分子中，含碳原子数目比较少的甲烷、乙烷、丙烷没有同分异构体，但含有四个碳原子以上的烷烃都有同分异构体。

例如，C_4H_{10}有两种异构体：

$$CH_3—CH_2—CH_2—CH_3$$
丁烷（正丁烷）

$$CH_3—\overset{\overset{\textstyle CH_3}{|}}{CH}—CH_3$$
2-甲基丙烷（异丁烷）

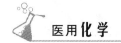

C_5H_{12}有三种异构体：

$$CH_3—CH_2—CH_2—CH_2—CH_3$$

戊烷（正戊烷）

$$CH_3—\overset{\overset{\displaystyle CH_3}{|}}{CH}—CH_2—CH_3$$

2-甲基丁烷（异戊烷）

$$CH_3—\overset{\overset{\displaystyle CH_3}{|}}{\underset{\underset{\displaystyle CH_3}{|}}{C}}—CH_3$$

2，2-二甲基丙烷（新戊烷）

像这种由于碳链结构（分子中碳原子的连接顺序）不同而产生的同分异构现象称为碳链异构。随着碳原子数目的增多，烷烃的同分异构体的数目迅速增加。例如，C_6H_{14}有 5 种同分异构体，C_7H_{16}有 9 种同分异构体，$C_{10}H_{22}$有 75 种同分异构体，$C_{20}H_{42}$则多达 366319 种同分异构体。

（三）烷烃的命名

1. 碳、氢原子类。根据一个碳原子所连接的碳原子数目的不同，碳原子可分为伯、仲、叔和季四种类型。例如：

$$\overset{1}{CH_3}—\overset{\overset{\overset{\displaystyle 6}{\displaystyle CH_3}}{|}}{\underset{\underset{\underset{\displaystyle CH_3}{\displaystyle 7}}{|}}{\overset{2}{C}}}—\overset{3}{\underset{\underset{\underset{\displaystyle CH_3}{\displaystyle 8}}{|}}{CH}}—\overset{4}{CH_2}—\overset{5}{CH_3}$$

伯碳（1°）：只与一个碳原子直接相连的碳原子，如上述结构式中的 C_1、C_5、C_6、C_7、C_8。

仲碳（2°）：与两个碳原子直接相连的碳原子，如上述结构式中的 C_4。

叔碳（3°）：与三个碳原子直接相连的碳原子，如上述结构式中的 C_3。

季碳（4°）：与四个碳原子直接相连的碳原子，如上述结构式中的 C_2。

氢原子根据其所连接的碳原子的类型，分成伯、仲、叔三种类型。C_1、C_5、C_6、C_7、C_8 原子上的是伯氢；C_4 原子上的是仲氢；C_3 原子上的是叔氢。C_2 原子上不能再连氢，因此没有"季氢"的说法。

2. 烷基。烷烃分子中去掉一个氢原子后所剩余的原子团称为烷基，通常用"R—"表示，其通式为：$—C_nH_{2n+1}$。简单烷基的命名是把它相对应的烷烃名称中的"烷"字改为"基"字。例如：

甲烷　CH_4　　　　　　　　　　$—CH_3$　甲基

乙烷　CH_3CH_3　　　　　　　　$—CH_2CH_3$　乙基

丙烷　$CH_3CH_2CH_3$　　　　　　$—CH_2CH_2CH_3$　正丙基（丙基）

$$CH_3—\overset{\overset{\displaystyle CH_3}{|}}{CH}—\quad 异丙基$$

3. 普通命名法。只适用于结构比较简单的烷烃。

（1）按分子中碳原子数目命名为"某烷"。碳原子在十个以下的用天干（甲、乙、丙、丁、戊、己、庚、辛、壬、癸）表示，十个以上的用中文数字十一、十二……表示。例如：CH_4甲烷，C_5H_{12}戊烷，C_6H_{14}己烷，$C_{10}H_{22}$癸烷，$C_{13}H_{28}$十三烷。

（2）用"正""异""新"来区别异构体。直链烷烃命名为"正某烷"；在碳链一端第二位碳原子上连有一个甲基，即链端是异丙基，此外别无其他支链的烷烃，按碳原子总数命名为"异某烷"；若碳链一端第二位碳原子上连有两个甲基，即链端是叔丁基，此外别无其他支链的烷烃，按碳原子总数命名为"新某烷"。

例如，C_5H_{12}的三种异构体可分别命名为：

$$CH_3—CH_2—CH_2—CH_2—CH_3$$

$$CH_3—\overset{\overset{\displaystyle CH_3}{|}}{C}H—CH_2—CH_3$$

$$CH_3—\overset{\overset{\displaystyle CH_3}{|}}{\underset{\underset{\displaystyle CH_3}{|}}{C}}—CH_3$$

正戊烷　　　　　　　　　　异戊烷　　　　　　　　　　新戊烷

4. 系统命名法。对于结构比较复杂的烷烃，必须采用系统命名法。烷烃的系统命名法的主要步骤和原则如下。

（1）选主链：选择含碳原子数最多的碳链作为主链，按主链所含碳原子数目命名为"某烷"。"某"字的用法和普通命名法相同，主链以外的碳链当作支链（取代基）。

（2）编号：从离取代基最近的一端开始用阿拉伯数字给主链碳原子依次编号，以确定取代基的位置。

（3）取代基的命名：采取同类归并、先简后繁的原则。如果有相同的取代基则要合并起来，用汉字二、三等数字表示相同取代基的数目，用阿拉伯数字表示取代基的位置。阿拉伯数字由小到大排列，并用逗号隔开。取代基的位置编号写在取代基数目和名称的前面，中间用短线隔开。如果几个取代基不同，应把简单的取代基写在前面，较复杂的取代基写在后面，中间再用短线隔开。常见烷基大小的顺序为：

$$—CH_3 < CH_2CH_3 < CH_2CH_2CH_3 < CH(CH_3)_2$$

（4）全名：把取代基的名称写在"某烷"的前面。

$$CH_3—\overset{\overset{\displaystyle CH_3}{|}}{C}H—CH_2—CH_2—CH_3$$

2-甲基戊烷

$$CH_3—\overset{\overset{\displaystyle CH_3}{|}}{C}H—\overset{\overset{\displaystyle CH_3}{|}}{C}H—CH_3$$

2，3-二甲基戊烷

$$CH_3—\overset{\overset{\displaystyle CH_3}{|}}{\underset{\underset{\displaystyle CH_3}{|}}{C}}—CH—CH_2—CH_3$$

2，2，3-三甲基戊烷

$$CH_3—\overset{\overset{\displaystyle CH_3}{|}}{C}H—\overset{\overset{\displaystyle CH_2CH_3}{|}}{C}H—CH_2—CH_2—CH_3$$

2-甲基-3-乙基己烷

$$CH_3—\overset{\overset{\displaystyle CH_3}{|}}{C}H—\overset{\overset{\displaystyle CH_3}{|}}{\underset{\underset{\displaystyle CH_2CH_3}{|}}{C}}—CH_2—CH_2—CH_3$$

2，3-二甲基-3-乙基己烷

（5）如果有几条相等的最长碳链，应选择含取代基最多的碳链为主链。

$$CH_3 \quad CH_2{-}CH_3$$

$$\underset{5}{CH_3}{-}\underset{}{\overset{4}{C}}{-}\underset{6}{\overset{3}{CH}}{-}\overset{2}{CH}{-}\overset{1}{CH_3}$$

$$CH_2{-}CH_3 \quad CH_3$$

2，4，4-三甲基-3-乙基己烷

（四）烷烃的性质

1. 物理性质。

在烷烃的同系列中，几种同系物的物理性质见表4-3。

表4-3　几种烷烃的物理性质

名称	化学式	结构简式	常温下状态	熔点（℃）	沸点（℃）
甲烷	CH_4	CH_4	气	−18.2.5	−164.0
乙烷	C_2H_6	CH_3CH_3	气	−183.3	−88.63
丙烷	C_3H_8	$CH_3CH_2CH_3$	气	−189.7	−42.07
丁烷	C_4H_{10}	$CH_3(CH_2)_2CH_3$	气	−183.4	−0.5
戊烷	C_5H_{12}	$CH_3(CH_2)_3CH_3$	液	−129.7	36.07
庚烷	C_7H_{16}	$CH_3(CH_2)_5CH_3$	液	−90.61	98.42
辛烷	C_8H_{18}	$CH_3(CH_2)_6CH_3$	液	−56.79	125.7
癸烷	$C_{10}H_{22}$	$CH_3(CH_2)_8CH_3$	液	−29.7	174.1
十六烷	$C_{16}H_{34}$	$CH_3(CH_2)_{14}CH_3$	液	18.1	286.5
十七烷	$C_{17}H_{36}$	$CH_3(CH_2)_{15}CH_3$	固	22.0	301.8
十九烷	$C_{19}H_{40}$	$CH_3(CH_2)_{17}CH_3$	固	32.0	330.0

由此可以看出，在烷烃的同系物中，随着碳原子数的增加，物理性质呈现规律性的变化。在常温常压下，$C_1 \sim C_4$ 的直链烷烃是气体，$C_5 \sim C_{16}$ 是液体，C_{17} 及以上是固体；烷烃的沸点和熔点随碳原子数目的增加而升高；烷烃都难溶于水，而易溶于乙醇、乙醚等有机溶剂；烷烃的相对密度都小于1。

2. 化学性质。

（1）稳定性。烷烃分子中各个原子间都以单键（σ 键）相结合，单键比较牢固，一般不容易断裂，因而烷烃的化学性质比较稳定，通常不与强酸、强碱和强氧化剂作用。例如，将甲烷气体通入高锰酸钾酸性溶液，可以观察到高锰酸钾溶液不褪色，说明甲烷不与强氧化剂反应。因此，可以用高锰酸钾溶液鉴别饱和烃和不饱和烃。

（2）氧化反应。

$$\text{有机反应} \begin{cases} \text{氧化} \begin{cases} \text{加氧} \\ \text{去氢} \end{cases} \\ \text{还原} \begin{cases} \text{去氧} \\ \text{加氢} \end{cases} \end{cases}$$

烷烃在空气中完全燃烧，生成二氧化碳和水，同时放出大量的热。

$$C_nH_{2n+2} + \frac{3n+1}{2}O_2 \xrightarrow{\text{点燃}} nCO_2 + (n+1)H_2O + \text{热}$$

（3）取代反应。有机物分子中的某些原子或原子团，被其他的原子或原子团所代替的反应，称为取代反应。烷烃在光照、高温或催化剂的作用下，可与卤素单质发生反应。例如，甲烷与氯气在光照下发生反应，反应是分步进行的。

$$CH_4 + Cl_2 \xrightarrow{\text{光照}} CH_3Cl + HCl$$

$$CH_3Cl + Cl_2 \xrightarrow{\text{光照}} CH_2Cl_2 + HCl$$

$$CH_2Cl_2 + Cl_2 \xrightarrow{\text{光照}} CHCl_3 + HCl$$

$$CHCl_3 + Cl_2 \xrightarrow{\text{光照}} CCl_4 + HCl$$

有机物分子中的氢原子被卤素原子取代的反应称为卤代反应。烃分子中的氢原子被卤素原子取代而生成的化合物，称为卤代烃，是烃的重要衍生物。甲烷的四种氯代物都不溶于水。常温下一氯甲烷为气体；其他三种为液体，三氯甲烷又称氯仿；四氯甲烷又称四氯化碳，都是常用的有机溶剂。

（4）热解反应。烷烃在没有氧气的条件下加热到 400℃ 以上，裂解生成较小的分子。

$$C_{16}H_{34} \xrightarrow{\triangle} C_8H_{18} + C_8H_{16}$$

（五）几种常用的烷烃混合物

常用的烷烃混合物，除了汽油、煤油和柴油外，还有以下几种产品。

1. 天然气。

天然气的主要成分是烷烃，其中甲烷占绝大多数，另有少量的乙烷、丙烷和丁烷，此外一般有硫化氢、二氧化碳、氮气和水汽和少量一氧化碳及微量的稀有气体，如氦和氩等。天然气在送到最终用户之前，为方便泄漏检测，还要用硫醇、四氢噻吩等来给天然气添加气味。

2. 石油醚。

石油醚是低级烷烃（$C_5 \sim C_8$）的混合物。沸点范围在 30～60℃ 的是戊烷和己烷的混合物；沸点范围在 90～120℃ 的是庚烷和辛烷的混合物。它们主要被用作有机溶剂。石油醚极易燃烧并具有毒性，使用及贮存时要特别注意安全。

3. 液体石蜡。

液体石蜡主要成分是 $C_{18} \sim C_{24}$ 的液体烷烃的混合物，呈透明液体。它不溶于水和醇，能溶于醚和氯仿中。液体石蜡性质稳定。精制的液体石蜡在医药上常用作肠道润滑的缓泻剂。

4. 凡士林。

凡士林是液体石蜡和固体石蜡的混合物，呈软膏状半固体，不溶于水，溶于醚和石油醚。因为它不能被皮肤吸收，而且化学性质稳定，不易和软膏中的药物反应而起变化，所以在医药上常用作软膏基质。

5. 石蜡。

石蜡是 $C_{25} \sim C_{34}$ 的固体烃的混合物，医药上用作蜡疗、药丸包衣、封瓶、理疗等。

二、不饱和链烃

分子中含有碳碳双键或碳碳三键的开链烃，称为不饱和链烃。不饱和链烃又分为烯烃和炔烃（表4-4）。

表4-4 烯烃和炔烃

名称	通式	官能团	化合物举例
烯烃	C_nH_{2n}	$>C=C<$	$CH_3CH=CH_2$
炔烃	C_nH_{2n-2}	$-C\equiv C-$	$CH_3C\equiv CCH_3$

（一）烯烃

分子中含有碳碳双键的不饱和链烃称为烯烃。

1. 乙烯。乙烯是最简单的烯烃，是石油化工中最重要的基础原料。乙烯是无色无臭的气体，稍有甜味，比空气略轻，难溶于水。

乙烯化学式为 C_2H_4，结构简式为 $H_2C=CH_2$。乙烯分子中两个碳原子之间形成双键，每个碳原子再以单键分别与两个氢原子连接，六个原子处于同一平面上。乙

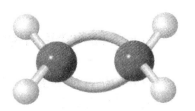

图4-5 乙烯的球棍结构模型

烯的球棍结构模型见图4-5。C=C与C—H、C—H与C—H的夹角均为120°。碳碳双键是由一个牢固的σ键和一个不牢固的π键组成。π键不稳定，容易发生断裂。所以，烯烃的性质比烷烃活泼，并且反应大都发生在双键上，其实质是双键中的π键断裂参加反应，碳碳双键也因此成为烯烃的官能团。

2. 烯烃的同系物和通式。烯烃中除了乙烯外，还有丙烯、丁烯、戊烯等一系列化合物，和烷烃一样，在分子组成上也是相差一个或几个 CH_2，相互称为同系物。

在烯烃分子中由于碳碳双键的存在，比同数碳原子的烷烃少两个氢原子。所以烯烃（单烯烃）的结构通式为 C_nH_{2n}。

3. 烯烃的同分异构现象（不考虑立体异构）。烯烃的同分异构体数目比同碳原子的

烷烃多，因为烯烃除了碳链异构外，还有双键位置的不同而产生的异构。例如，丁烷有两种同分异构体，而丁烯则有三种同分异构体。

$$CH_3—CH_2—CH=CH_2 \qquad\qquad CH_3—CH=CH—CH_3 \qquad\qquad CH_3—\overset{\overset{\displaystyle CH_3}{|}}{C}=CH_2$$

$$\text{1-丁烯} \qquad\qquad\qquad \text{2-丁烯} \qquad\qquad\qquad \text{2-甲基丙烯}$$

4. 烯烃的命名。烯烃的命名与烷烃相似，所不同的是要指出双键在碳链中的位置，步骤如下。

（1）选主链：选择包含双键碳原子在内的最长碳链作为主链，根据主链上的碳原子数目，命名为"某烯"，"某"字的用法与烷烃的命名相同。

（2）编号：从离双键较近的一端开始，给主链碳原子依次编号。

（3）取代基、双键的命名：取代基的命名与烷烃中取代基命名相同。双键的位次以双键碳上编号较小的数字表示，写在"某烯"的前面，中间用短线隔开。

（4）全名：与烷烃相同，将其位次、数目和名称写在双键位置的前面。

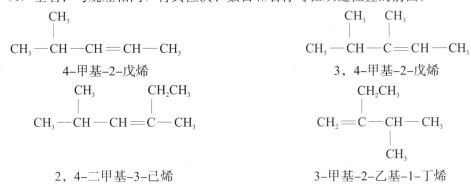

$$\overset{\overset{\displaystyle CH_3}{|}}{CH_3—CH—CH}=CH—CH_3$$

4-甲基-2-戊烯

$$\overset{\overset{\displaystyle CH_3 \quad CH_3}{| \quad\quad |}}{CH_3—CH—C}=CH—CH_3$$

3，4-甲基-2-戊烯

$$\overset{\overset{\displaystyle CH_3 \quad\quad CH_2CH_3}{| \quad\quad\quad |}}{CH_3—CH—CH}=C—CH_3$$

2，4-二甲基-3-己烯

$$\overset{\overset{\displaystyle CH_2CH_3}{|}}{CH_2=C—CH—CH_3}\underset{\underset{\displaystyle CH_3}{|}}{}$$

3-甲基-2-乙基-1-丁烯

（二）炔烃

分子中含有碳碳三键的不饱和链烃称为炔烃。

1. 乙炔是最简单的炔烃，俗名电石气。纯的乙炔是无色、无臭的气体，比空气稍轻，微溶于水，易溶于有机溶剂。

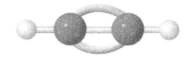

图 4-6　乙炔的球棍结构模型

乙炔的化学式为 C_2H_2，在乙炔的分子结构中，两个碳原子和两个氢原子处在同一条直线上，碳碳三键与碳氢键之间的夹角为 $180°$。乙炔的球棍结构模型见图 4-6。碳碳三键是由一个 σ 键和两个 π 键组成。两个 π 键很容易断裂，所以炔烃的化学性质与烯烃相似，也较活泼，并且反应大都发生在三键上，因此碳碳三键是炔烃的官能团。

2. 炔烃的同系物和通式。炔烃中除了乙炔外，还有丙炔、丁炔、戊炔等，它们在组成上也相差 1 个或几个 CH_2，都是炔烃的同系物，属于炔烃系列。由于炔烃分子中含有碳碳三键，比同数碳原子的烯烃少了 2 个氢原子，所以炔烃的组成通式可表示为 C_nH_{2n-2}。

3. 炔烃的同分异构现象和命名。

（1）同分异构现象：炔烃的同分异构现象与烯烃相似。由于炔烃分子中含有碳碳三键，所以除了碳链异构外，还有三键位置不同而产生的同分异构，但炔烃的异构体数目比同碳数的烯烃少。

（2）命名：炔烃的命名原则和方法与烯烃相似，命名时只把"烯"字换成"炔"即可。例如：

$$CH_3—CH_2—CH_2—C\equiv CH$$
1-戊炔

$$CH_3—CH_2—C\equiv C—CH_3$$
2-戊炔

$$CH_3—CH—C\equiv CH \atop\ \ \ \ \ |\atop \ \ \ \ CH_3$$
3-甲基-1-丁炔

$$CH_3—C\equiv C—C—CH_3$$
4，4-二甲基-2-戊炔

（三）不饱和链烃的化学性质

从分子结构上看，烯烃和炔烃分子都含有容易断裂的 π 键，因而它们化学性质相似，容易发生加成、氧化和聚合等反应。

1. 加成反应。有机物分子中的双键或三键中的 π 键断裂，加入其他原子或原子团的反应，称为加成反应。

（1）催化加氢：在适当的催化剂作用下，烯烃或炔烃与氢加成生成烷烃。例如：

$$CH_3CH=CH_2+H_2 \xrightarrow{pt} CH_3CH_2CH_3$$

$$CH\equiv CH+2H_2 \xrightarrow{pt} CH_3CH_3$$

（2）加卤素：烯烃易与氯、溴发生加成反应，常温下就能很顺利地进行，生成邻二卤代烃。例如：

$$CH_2=CH_2+Cl_2 \longrightarrow CH_2ClCH_2Cl$$

$$CH_3CH=CHCH_3+Br_2 \longrightarrow CH_3CHBrCHBrCH_3$$

炔烃也能与溴水或溴的四氯化碳溶液反应：

$$CH_3C\equiv CH+Br_2 \longrightarrow CH_3CBr_2CHBr_2$$

烯烃、炔烃与溴水或溴的四氯化碳溶液发生加成反应后，溴的红棕色褪去，反应灵敏，现象明显，操作简便，所以常用此方法鉴别饱和烃与不饱和烃。

（3）加卤化氢：不饱和链烃能与卤化氢（HX＝HF、HCl、HBr、HI）发生加成反应，生成卤代烃。

烯烃与卤化氢发生加成反应，生成相应的一卤代烷。例如：

$$CH_2=CH_2+HBr \longrightarrow CH_3CH_2Br$$

当不对称烯烃与卤化氢加成时，卤化氢分子中的氢原子总是加在含氢原子较多的双键碳原子上，卤素原子加在含氢较少的双键碳原子上（遵守马氏规则）。例如：

$$CH_3-CH=CH_2+HBr \longrightarrow CH_3-\underset{\underset{Br}{|}}{CH}-CH_3$$

（4）加水：烯烃可在酸的催化下直接与水作用生成醇，工业上称为烯烃的直接水合法。例如：

$$CH_2=CH_2+H-OH \xrightarrow{H_2SO_4} CH_3CH_2OH$$

$$CH_3-CH=CH_2+H-OH \xrightarrow{H_2SO_4} CH_3-\underset{\underset{OH}{|}}{CH}-CH_3$$

2. 氧化反应。烯烃和炔烃很容易被氧化，用高锰酸钾的酸性溶液作氧化剂，可以很容易地将双键或三键氧化断开。例如：

$$CH_3CH=CHCH_2CH_3 \xrightarrow{KMnO_4/H^+} CH_3COOH+CH_3CH_2COOH$$

$$CH_3C\equiv CH \xrightarrow{KMnO_4/H^+} CH_3COOH+CO_2\uparrow$$

与此同时，高锰酸钾溶液的紫红色立即褪去，这是鉴别饱和烃与不饱和烃的又一种方法。另外，烯烃、炔烃和烷烃一样，在空气里燃烧的时候，生成二氧化碳和水。

3. 聚合反应。在一定条件下，烯烃或炔烃分子间彼此相互加成，即自身发生加成反应，生成大分子化合物。这种由小分子化合物结合成大分子化合物的反应，称为聚合反应。参加聚合反应的小分子称为单体，聚合后生成的大分子称为聚合物。例如：

$$n CH_2-CH_2 \xrightarrow[\triangle]{催化剂} (-CH_2-CH_2-)_n$$
聚乙烯

聚乙烯是无色、无味、无毒的一种透明、柔韧的塑料。其性能优良，用途广泛，医药上用来制作输液容器、各种医用导管、整形材料等。

在一定条件下，乙炔在120~160℃加热和有催化剂存在条件下，也能发生聚合反应生成苯。

$$3HC\equiv CH \xrightarrow[\triangle]{催化剂} \bighexagon$$

三、芳香烃

分子中含有一个或多个苯环结构的烃，称为芳香烃，简称芳烃。

根据所含苯环的数目，芳烃可分为只有一个苯环的单环芳烃和含两个或两个以上苯环的稠环芳烃。

（一）苯的结构

苯的化学式为C_6H_6，是最简单的芳香烃。

在盛有苯的试管里，加入高锰酸钾酸性溶液，并振荡，观察现象。实验结果发现，高锰酸钾的颜色并没有变化，说明苯与高锰酸钾不反应。由此可见，苯并没有表现出不饱和烃的性质。

苯分子的碳环是一个正六边形，6个碳原子和6个氢原子共处在同一平面，键角均为120°，苯环的每个C—C键的键长相等，并无单双键之分，而是介于单键和双键之间的一种独特的键（大π键）。苯的球棍结构模型见图4-7。为了表示苯分子结构的这一特点，结构式可表示为 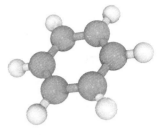 ，在

图4-7 苯的球棍结构模型

六元环内用一个圆圈表示闭合大π键。但由于历史的原因，现在仍沿用凯库勒式（ ⬡ ）来表示苯的结构，但在使用时，绝对不能认为是单键、双键相间组成的环状结构。

苯分子中的氢原子可以被其他元素的原子或原子团取代，生成各种芳香族化合物。因此，苯是芳香族化合物的母体。

（二）苯的性质

苯是无色、带有特殊气味的液体，比水轻，不溶于水，可溶于汽油、石油醚、乙醚等有机溶剂，易挥发。苯有毒，短时间吸入高浓度的苯蒸气，就会引起急性中毒，甚至危及生命；长时间吸入低浓度的蒸气，可引起慢性中毒，损害造血器官与神经系统。苯也易被皮肤吸收引起中毒。

因苯分子具有特殊的环状结构，化学性质比较稳定。主要表现出特殊的"芳香性"（易发生取代反应、难发生加成反应和氧化反应）。

1. 取代反应是芳香烃苯环上最主要的化学反应，比较重要的取代反应有卤代、硝化和磺化等反应。

（1）卤代反应：在卤化铁或铁粉的存在条件下，苯与卤素作用，苯环上的氢原子被卤素原子取代，生成卤苯。如：

$$\bigcirc + Br_2 \xrightarrow[\triangle]{FeBr_3} \bigcirc\!\!-Br + HBr$$

（2）硝化反应：在浓硫酸存在下，苯与浓硝酸作用，苯环上的氢原子被硝基（—NO₂）取代生成硝基苯。

$$\bigcirc + HNO_3（浓）\xrightarrow[50\sim60℃]{浓\ H_2SO_4} \bigcirc\!\!-NO_2 + H_2O$$

有机物分子中的氢原子被硝基取代的反应称为硝化反应。

（3）磺化反应：苯在加热条件下与浓硫酸反应，苯环上的氢原子被磺酸基（—SO₃H）取代，生成苯磺酸。

$$\bigcirc + H_2SO_4（浓）\xrightarrow[HNO_3]{75\sim80℃} \bigcirc\!\!-SO_3H + H_2O$$

有机物分子中的氢原子被磺酸基取代的反应称为磺化反应。

2. 加成反应。由于苯的化学性质比较稳定，不易发生加成反应，但在一定的条件下，苯也能与氢或氯发生加成反应。例如：

$$\text{苯} + H_2 \xrightarrow[180\sim250℃]{Ni} \text{环己烷}$$

$$\text{苯} + 3Cl_2 \xrightarrow{\text{紫外线}} \text{六氯环己烷}（C_6H_6Cl_6，\text{六六六}）$$

六六六曾是一种使用广泛的有机氯杀虫剂，但由于其化学性质稳定，残毒大且持久，对人和环境容易造成危害，现已禁止生产和使用。

（三）苯的同系物

苯环上的氢原子被烷基取代所形成的化合物称为苯的同系物，其组成通式为 C_nH_{2n-6}（$n \geqslant 6$）。

1. 命名。

（1）一元烷基苯：苯环上的 1 个氢原子被烷基取代而成的化合物称为一元烷基苯。苯环的 6 个碳原子上的氢原子是等同的，故其一元取代物只有一种，无位置异构体。命名时，以苯为母体，烷基作为取代基，称为某基苯，常把"基"字省略，称为某苯。例如：

$$\text{苯}-CH_3 \qquad \text{苯}-CH_2CH_3 \qquad \text{苯}-\overset{\displaystyle CH_3}{\underset{}{CH}}-CH_3$$

甲苯　　　　　　　　乙苯　　　　　　　　异丙苯

（2）二元烷基苯：因苯环上两个烷基的相对位置不同，二元烷基苯有三种位置异构体。命名时，可用邻、间、对等字头或用阿拉伯数字来标明两个烷基的位置（以烷基位次之和最小为原则）。例如：

邻二甲苯　　　　　间二甲苯　　　　　对二甲苯　　　　　邻甲乙苯
1，2-二甲苯　　　1，3-二甲苯　　　1，4-二甲苯　　　1-甲基-2-乙基苯

（3）三元烷基苯：有三种位置异构体。命名时，如果三个烷基相同，可用连、偏、均等字头或用阿拉伯数字来标明其位置；如果烷基不同只能用阿拉伯数字来标明其位置。例如：

连三甲苯　　　　　偏三甲苯　　　　　均三甲苯　　　　1，2-二甲基-4-乙基苯
（1，2，3-三甲苯）（1，2，4-三甲苯）（1，3，5-三甲苯）

苯或苯的同系物中，去掉一个氢原子后剩余的原子团，称为芳基，通常用符号"Ar—"表示。如：

苯基　—C_6H_5（）　　　苯甲基（苄基）　$C_6H_5CH_2$　（）

2. 性质。苯的同系物在性质上与苯有相似之处，都能发生取代反应。但由于苯环和侧链的相互影响，使苯的同系物的性质与苯有所不同。

（1）取代反应：苯的同系物比苯更易发生取代反应，且取代部位常发生在邻、对位。

当光照或加热条件下，烷基苯与卤素作用，卤素不是取代苯环上的氢原子，而是取代侧链上的氢原子，情况与烷烃的卤代反应相似。

有机反应条件不同，产物不同。上述同是甲苯和氯气反应，光照或加热条件下与铁或氯化铁催化条件下，卤素取代的位置不同。在有机合成中通过控制不同的反应条件生成不同的产物。因此，控制反应条件对有机合成反应具有非常重要的意义。

（2）氧化反应：苯环不易被氧化，但它的同系物含 α–氢的侧链烷基可以被氧化剂氧化，而且不论烷基长短，一般氧化成苯甲酸。例如：

$$\text{(图)}\ CH_3\text{-苯}\quad\xrightarrow{KMnO_4+H_2SO_4}\quad COOH\text{-苯}$$

$$CH(CH_3)_2\text{-苯}\quad\xrightarrow{KMnO_4+H_2SO_4}\quad COOH\text{-苯}$$

甲苯能被高锰酸钾氧化，而与溴水不反应。利用这一性质，可鉴别苯、苯的同系物和不饱和链烃。

（四）稠环芳香烃

稠环芳香烃是由两个或两个以上的苯环共用相邻的两个碳原子相互稠合而成的多环芳香烃。重要的稠环芳香烃有萘、蒽、菲等。

萘
$(C_{10}H_8)$

蒽
$(C_{14}H_{10})$

菲
$(C_{14}H_{10})$

甾族化合物的结构—环戊烷多氢菲。

生物体内许多重要的化合物的分子中含有菲的骨架，即含有一个完全氢化的菲与环戊烷稠合在一起的结构，称为环戊烷多氢菲。其结构式如下：

环戊烷多氢菲

环戊烷多氢菲本身并不存在于自然界，但它的衍生物广泛存在于动植物体中，而且具有重要的生理作用。例如，胆固醇、胆酸、维生素 D 和某些激素等，都含有环戊烷多氢菲的骨架。含有环戊烷多氢菲的化合物称为甾体化合物。

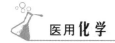

目标检测

一、填空题

1. 有机化合物指的是_____。

2. 烷烃分子碳原子的空间构型是_____。

3. 有机化合物中_____相同，而_____不同的现象，称为同分异现象，具有同分异构现象的分子称为_____。

4. 能够决定有机物化学特性的原子或原子团称为_____。

5. 只由_____和_____两种元素组成的有机化合物，称为_____，简称烃。

6. 有机化合物分子中的碳原子可分为_____，_____、_____、_____四种类型；氢原子则分为_____、_____、_____三种类型。

7. 烷烃的分子组成可以用_____通式表示，烷烃去掉一个氢原子，剩余的部分称为_____，其符号表示为_____。最简单的烷烃是_____。

8. 烯烃的分子组成可以用_____通式表示，其官能团是_____；最简单的烯烃是_____。炔烃的分子组成用_____通式表示，其官能团是_____，最简单的炔烃是_____。

9. 苯和苯的同系物分子通式为_____。苯的性质比较稳定，一般易发生_____反应，难发生_____反应和_____反应。

10. 不饱和烃可以使_____和_____褪色，利用此性质可以鉴别饱和烃和不饱和烃。

二、单选题

1. 甲烷的空间构型是（　　　）

A. 正四面体　　　　B. 四边形　　　　C. 平面三角形　　　D. 直线型

2. 有机化合物中每个碳原子都呈现（　　　）

A. 正 4 价　　　　B. 4 价　　　　C. 负 4 价　　　　D. 3 价

3. 相邻两个碳原子之间不会存在（　　　）

A. 单键　　　　B. 双键　　　　C. 三键　　　　D. 四键

4. 下列物质不能燃烧的是（　　　）

A. 甲烷　　　　B. 汽油　　　　C. 二氧化碳　　　D. 乙醇

5. 下列说法正确的是（　　　）

A. 所有的有机化合物都难溶或不溶于水

B. 所有的有机化合物都容易燃烧

C. 所有的有机化学反应速率都十分缓慢

D. 所有的有机化合物都含有碳元素

6. 下列化合物属于饱和烃的是（　　　）

A. C_5H_{10}　　　B. C_5H_8　　　C. C_5H_{12}　　　　D. C_6H_6

7. 有机反应式反应物和生成物之间不能用"="连接而只能用"——→"连接原因

是（　　）

  A. 多数有机反应速率较慢

  B. 有机物与无机物不同

  C. 多数有机反应复杂，副反应、副产物较多

  D. 多数有机物熔点低、易燃烧

8. 下列化合物中，不能使酸性高锰酸钾溶液褪色的是（　　）

  A. 乙烯　　　　B. 乙炔　　　　C. 甲烷　　　　D. 甲苯

9. 有机化合物中的化学键主要是（　　）

  A. 共价键　　　B. 离子键　　　C. 配位键　　　D. 氢键

10. 共价键的断裂方式为（　　）

  A. 异裂　　　　B. 均裂　　　　C. 均裂或者异裂　D. 以上都不是

11. 下列说法正确的是（　　）

  A. 烯烃能使溴水褪色　　　　　　B. 烷烃能使高锰酸钾溶液褪色

  C. 炔烃能发生取代反应　　　　　D. 苯能与高锰酸钾发生氧化反应

12. 下列物质中，能与烷烃发生取代反应的是（　　）

  A. 氢气　　　　B. 氧气　　　　C. 氯气　　　　D. 水

13. 下列各组化合物中属于同系物的是（　　）

  A. 丙烯和丙烷　　　　　　　　　B. 丙烯和丙炔

  C. 丁烷和2-甲基戊烷　　　　　　D. 乙烯和乙炔

14. 鉴别甲苯和苯常用的试剂是（　　）

  A. 浓硝酸　　　B. 卤素　　　　C. 浓硫酸　　　D. 酸性高锰酸钾溶液

15. 下列各组物质中，不能发生反应的是（　　）

  A. 乙炔与氢气　B. 苯与氢气　　C. 乙烯与氢气　D. 甲烷与氢气

16. 下列物质中，一般不与强酸、强碱或强氧化剂作用的是（　　）

  A. 甲苯　　　　B. 丁烷　　　　C. 乙烯　　　　D. 乙炔

17. 不饱和烃与溴发生的反应属于（　　）

  A. 加成反应　　B. 取代反应　　C. 聚合反应　　D. 氧化反应

18. 乙炔与HCl能发生（　　）

  A. 取代反应　　B. 聚合反应　　C. 氧化反应　　D. 加成反应

19. 在催化剂存在下，苯与氢气发生的反应属于（　　）

  A. 硝化反应　　B. 加成反应　　C. 聚合反应　　D. 磺化反应

20. 能使酸性高锰酸钾溶液褪色，但不能使溴水褪色的是（　　）

  A. 乙烯　　　　B. 乙烷　　　　C. 苯　　　　　D. 甲苯

三、命名或写出下列化合物的结构式

1. $CH_3CH_2CHCH_2CH_3$（CH_3）　2. $CH_3CHCHCH_3$（C_2H_5）　3. $H_3C-C-CH_3$（CH_3, CH_3）

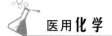
4. $CH_3CCH=CH_2$ (with CH_3 above and CH_3 below)

5. (benzene ring with two CH_3 groups, meta)

6. (benzene ring with $CH(CH_3)_2$)

7. 4−甲基−5−乙基辛烷　　8. 2−戊炔　　9. 3，3−二甲基−1−丁烯

10. 2，5−二甲基−2−己烯　　11. 邻二甲苯　　12. 硝基苯

13. 3−苯基丙烯　　14. 萘

四、完成下列反应的主要产物

1. H_3C-（benzene ring）$\xrightarrow[\text{Fe}]{\text{Br}_2}$

2. H_3C-（benzene ring）$-C_2H_5$ $\xrightarrow[\triangle]{\text{KMnO}_4}$

3. $CH_2=CHCH_3 + HBr \longrightarrow$

4. $CH_3CH_2CH=CH_2 + H_2 \xrightarrow{\text{Ni}}$

5. $CH_2=CH_2 + Br_2 \xrightarrow{\text{CCl}_4}$

6. $CH_3CH=CH_2 + KMnO_4 \xrightarrow{\text{H}^+}$

7. $nCH_2=CH_2 \xrightarrow[\text{高压}]{\text{高温}}$

8. （benzene ring）$+HO-NO_2 \xrightarrow[50\sim60℃]{\text{浓 H}_2\text{SO}_4}$

9. （benzene ring）$+HO-SO_3H \underset{\triangle}{\overset{}{\rightleftharpoons}}$

10. （benzene ring）$-CH_2CH_3 \xrightarrow[\text{光照}]{\text{Br}_2}$

五、用化学方法鉴别下列各组化合物

1. 乙烷和乙烯　　2. 苯和甲苯　　3. 乙苯和苯乙烯

六、物质推断

1. 有化学式为 C_4H_8 的烃，被高锰酸钾酸性溶液氧化后得到乙酸。试推断出该烃的结构式、命名，并写出有关方程式。

2. 化合物 A 和 B 的化学式都为 C_8H_{10}，用高锰酸钾氧化后，A 生成苯甲酸，B 生成邻苯二甲酸，写出 A、B 的结构式和化学名称。

拓展阅读：

一、神秘的"生命力"理论

19 世纪初，有机化合物被认为是在生物体内一种特殊的、神秘"生命力"作用下产生的物质，是与生命现象密切相关的，只能从动、植物等生命有机体取得，不能人工合成。此即瑞典化学权威贝采里乌斯为代表的"生命力"学说的观点，它严重阻碍了有机化学的发展。但 1828 年德国化学家维勒首次利用无机物氰酸钾和氯化铵合成了有机化合物——尿素，1845 年柯尔柏合成了醋酸，1854 年柏赛罗合成了油脂等，证明人工合成有机物是完全可能的，"生命力"论被彻底否定了。这在有机化学发展史上是一个重大突破，消除了无机物与有机物之间的界限，从而开辟了人工合成有机物的时代。

二、天然气

天然气是指自然界中天然存在的一切气体，包括大气圈、水圈和岩石圈中各种自然过程形成的气体（包括油田气、气田气、泥火山气、煤层气和生物生成气等）。而人们长期以来通用的"天然气"的定义，是从能量角度出发的狭义定义，是指天然蕴藏于地层中的烃类和非烃类气体的混合物。在石油地质学中，天然气通常指油田气和气田气，其组成以烃类为主，并含有非烃气体。

天然气蕴藏在地下多孔隙岩层中，包括油田气、气田气、煤层气、泥火山气和生物生成气等，也有少量出于煤层。它是优质燃料和化工原料。

天然气主要用途是作燃料，可制造炭黑、化学药品和液化石油气，由天然气生产的丙烷、丁烷是现代工业的重要原料。

天然气在空气中含量达到一定程度后会使人窒息。天然气不像一氧化碳那样具有毒性，它本质上是对人体无害的。不过如果天然气处于高浓度的状态，并使空气中的氧气不足以维持生命的话，还是会致人死亡的，毕竟天然气不能用于人类呼吸。作为燃料，天然气也因易燃易爆而会造成伤亡。

三、海底可燃冰

天然气水合物又称"可燃冰"，是分布于深海沉积物或陆域的永久冻土中，由天然气与水在高压低温条件下形成的类冰状的结晶物质。因其外观像冰一样而且遇火即可燃烧，所以又被称作"可燃冰"。其资源密度高，全球分布广泛，具有极高的资源价值，因而成为油气工业界长期研究热点。自 20 世纪 60 年代起，以美国、日本、德国、中国、韩国、印度为代表的一些国家都制订了天然气水合物勘探开发研究计划。迄今，人们已在近海海域与冻土区发现水合物矿点上百处，涌现出一大批天然气水合物热点研究区。

天然气水合物在给人类带来新的能源前景的同时，也给人类生存环境带来新的挑战。天然气水合物中的甲烷，其温室效应为 CO_2 的 20 倍，而全球海底天然气水合物中的甲烷总量约为地球大气中甲烷总量的 3000 倍，若有不慎，让海底天然气水合物中的甲烷气逃逸到大气中去，将产生无法想象的后果。而且固结在海底沉积物中的水合物，一旦条件变化使甲烷气从水合物中释出，还会改变沉积物的物理性质，极大地降低海底沉积物的工程力学特性，使海底软化，出现大规模的海底滑坡，毁坏海底工程设施。

天然可燃冰呈固态，不会像石油开采那样自喷流出。如果把它从海底一块块搬出，在从海底到海面的运送过程中，甲烷就会挥发殆尽，同时还会给大气造成巨大危害。为了获取这种清洁能源，世界许多国家都在研究天然可燃冰的开采方法。科学家们认为，一旦开采技术获得突破性进展，那么可燃冰立刻会成为 21 世纪的主要能源。

四、白色污染

白色污染（White Pollution）是人们对难降解的塑料垃圾（多指塑料袋）污染环境现象的一种形象称谓。它是指用聚苯乙烯、聚丙烯、聚氯乙烯等高分子化合物制成的各类生活塑料制品使用后被弃置成为固体废物，由于难于降解处理，以致破坏环境，严重污染的现象。

废旧塑料包装物进入环境后，由于其很难降解，造成长期的、深层次的生态环境问题。第一，废旧塑料包装物混在土壤中，影响农作物吸收养分和水分，将导致农作物减产；第二，抛弃在陆地或水体中的废旧塑料包装物，被动物当作食物吞入，导致动物死亡（在动物园、牧区和海洋中，此类情况已屡见不鲜）；第三，混入生活垃圾中的废旧塑料包装物很难处理（填埋处理将会长期占用土地；混有塑料的生活垃圾不适用于堆肥处理；分拣出来的废塑料也因无法保证质量而很难回收利用）。

五、芳香烃与"芳香气味"

芳香烃，通常指分子中含有苯环结构的碳氢化合物，是闭链类的一种，具有苯环基本结构。历史上早期发现的这类化合物多有芳香味道，所以称这些烃类物质为芳香烃，后来发现的不具有芳香味道的烃类也都统一沿用这种叫法，如苯、二甲苯、萘等。苯的同系物的通式是 $C_nH_{2n}-6$ （$n\geq6$）。

在有机化学发展初期，人们从树脂和香精油等天然物质中提取出一些具有芳香气味的物质。研究发现，这些物质大多含有苯环结构。为了区别脂肪族化合物，当时将此类化合物称为芳香族化合物。后来发现，含有苯环结构的化合物并不都具有芳香味，甚至还有难闻的气味。因此，"芳香"一词已失去原有的含义，只是由于习惯而沿用至今。

六、致癌烃

化学致癌物中，常见的有黄曲霉素、亚硝基化合物、稠环芳香烃等。含有 4 个或 4 个以上苯环的稠环芳香烃多有致癌作用，被称为致癌烃。

下面列举几种致癌烃，其中苯并芘的致癌作用最强。致癌烃的致癌作用是因为它们能与体内的 DNA 结合，引起细胞突变。结构式如下：

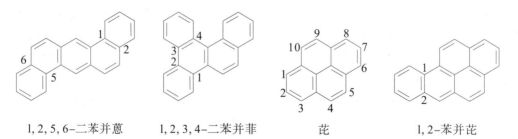

1, 2, 5, 6-二苯并蒽　　　1, 2, 3, 4-二苯并菲　　　芘　　　1, 2-苯并芘

第五章 醇、酚、醚

学习目标

1. 掌握醇、酚、醚的概念、分类、命名、主要化学性质；
2. 熟悉醇、酚、醚的结构特点；
3. 了解常见的醇、酚、醚及其在医药上的应用；
4. 会用化学方法鉴别醇和酚；
5. 能将醇、酚、醚的知识应用于医学和生活。

醇、酚和醚都是烃的含氧衍生物。

醇是脂肪烃、脂环烃和芳香烃侧链上的氢原子被羟基（—OH）取代而形成的化合物。酚是芳环上的氢原子被羟基取代生成的化合物。醇和酚具有相同的官能团羟基（—OH）。醇和酚分子中虽然都含有相同的官能团，但酚中的羟基仅限于直接连在芳香烃上，一般把醇类的羟基称为醇羟基，把酚类的羟基称为酚羟基。醚可看作醇或酚分子中的羟基上的氢原子被烃基（—R或—Ar）取代生成的化合物。

醇、酚和醚的通式如下所示，—R代表烃基，—Ar代表芳香烃基。

R—OH   Ar—OH   (Ar) R—O—R$'$ (Ar$'$)
醇   酚   醚

醇、酚、醚与医学的关系十分密切，如医院里常见的消毒酒精为75%的乙醇水溶液，来苏尔为甲酚的肥皂水溶液。

第一节 醇

一、醇的分类和命名

（一）醇的分类

根据烃基不同分醇为脂肪醇、脂环醇和芳香醇；又可分为饱和醇和不饱和醇。

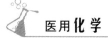

例如：

	饱和醇	不饱和醇

脂肪醇 CH_3CH_2OH $H_2C=CH—CH_2OH$

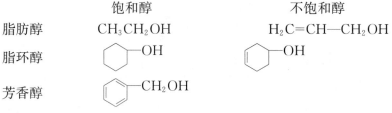

根据分子中所含羟基数目多少，可分为一元醇、二元醇和多元醇。例如：

$CH_3CH_2CH_2OH$

一元醇   二元醇   多元醇

根据羟基所连碳原子的类型不同，可分为伯醇（1°醇）、仲醇（2°醇）和叔醇（3°醇）。例如：

$CH_3CH_2CH_2CH_2OH$ $CH_3CHCH_2CH_3$

伯醇(1°醇)   仲醇(2°醇)   叔醇(3°醇)

（二）醇的命名

1. 普通命名法。普通命名法用于结构简单的醇。通常是在醇字前面加上烃基的名称，"基"字一般可以省略。例如：

CH_3CH_2OH CH_3CHCH_2OH

乙醇   异丁醇   苯甲醇(苄醇)

2. 系统命名法。系统命名法适用于各种结构的醇，其基本命名原则为：①选择连有羟基碳原子的最长碳链为主链，根据主链上的碳原子的数目定为"某醇"；②从靠近羟基一端给主链依次编号；③将取代基的位次、数目、名称及羟基的位次写在母体名称的前面，在阿拉伯数字及汉字之间用半字线"－"隔开。例如：

5-甲基-3-己醇   2,5-二甲基-3-乙基-1-庚醇

命名不饱和一元醇时，应选择连有羟基同时含有双键或三键碳原子在内的碳链作主链，根据主链碳原子的数目称为"某烯（或某炔）醇"。编号时应使羟基位次为最小，

注意标明不饱和键和羟基的位次。例如：

$$CH_3 \overset{5}{\underset{|}{C}} \overset{4}{=} CH \overset{3}{-} CH \overset{2}{-} CH_3 \overset{1}{}$$
$$\underset{CH_3}{|} \qquad \underset{OH}{|}$$

4-甲基-3-戊烯-2-醇

$$CH \overset{4}{\equiv} C \overset{3}{-} CH \overset{2}{-} CH_2OH \overset{1}{}$$
$$\underset{CH_3}{|}$$

2-甲基-3-丁炔-1-醇

命名脂环醇时，在脂环烃基名称后面加"醇"命名，从羟基所连的碳原子开始编号，并使环上其他取代基的位次较小；而命名芳香醇时，则以侧链的脂肪醇为母体，将芳基作取代基。例如：

环己醇

2-甲基环己醇

2-苯基-1-丙醇

多元醇的命名是选择包括连有尽可能多的羟基的碳链作主链，按羟基数称某二醇、某三醇等，并在母体名称前标明羟基的位次。因为羟基是连在不同碳原子上的，所以当羟基数与主链碳原子数相同时可以不必标明羟基位次。例如：

丙三醇（甘油）

2，3-丁二醇

3-甲基-1，2-丁二醇

二、醇的性质

（一）物理性质

在常温常压下，$C_1 \sim C_4$ 的醇为无色液体，$C_5 \sim C_{11}$ 的醇为油状液体，C_{12} 以上的醇为蜡状固体。由于羟基的存在，醇分子间可以形成氢键，醇的沸点比相对分子质量相近的烷烃高，醇随着羟基的增多，形成氢键数目增多，所以多元醇具有更高的沸点。醇羟基也可与水形成氢键，故低级醇（$C_1 \sim C_3$）和多元醇均能以任何比例与水混溶，随着烃基的增大，醇在水中的溶解度逐渐下降，高级醇几乎不溶于水。

（二）醇的化学性质

醇分子中的 C—O 键和 O—H 键均为极性键，醇的化学反应主要发生在这两个极性键上：一种是 O—H 键断裂，羟基上的氢原子被取代；另一种是 C—O 键断裂，羟基被其他基团取代或脱去。此外，由于羟基的影响，使 α－氢和 β－氢也具有一定的活泼性，可发生氧化和消除反应。

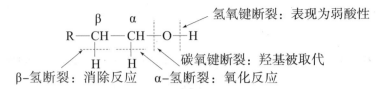

1. 与活泼金属的反应。醇与某些活泼金属（Na、K 等）反应，羟基中的氢原子被取代生成各种醇的金属化合物和氢气。例如：

$$2CH_3CH_2OH + 2Na \longrightarrow 2CH_3CH_2ONa + H_2 \uparrow$$

　　　乙醇　　　　　　　　　　乙醇钠

此反应比金属钠与水作用缓和得多，说明醇的酸性比水还弱。生成的醇钠是强碱，遇水分解成醇和氢氧化钠。

$$CH_3CH_2ONa + H_2O \longrightarrow NaOH + CH_3CH_2OH$$

2. 与无机酸的反应。

（1）与氢卤酸的反应。醇与氢卤酸反应生成卤代烃和水。

$$ROH + HX \longrightarrow RX + H_2O \qquad X=Cl、Br、I$$

反应的活性与醇和氢卤酸有关，其活性大小为：

$$HI > HBr > HCl \qquad 叔醇 > 仲醇 > 伯醇$$

因此可利用醇与氢卤酸反应的快慢来区别伯、仲、叔醇。盐酸与醇反应较困难，需要加无水氯化锌作催化剂。无水氯化锌的浓盐酸溶液称为卢卡斯试剂。由于含有 6 个以下碳原子的醇可溶于该试剂中，而反应后生成的卤代烃却不溶解，故可根据出现混浊或分层的现象，对低级醇进行鉴别：室温下，叔醇立即反应，使溶液变浑浊；仲醇十几分钟后变浑浊；伯醇在室温下数小时无浑浊或分层现象。

（2）与无机含氧酸的反应。醇可与无机含氧酸（如硝酸、亚硝酸、浓硫酸和磷酸等）作用，生成无机酸酯。这种酸和醇作用生成酯的反应，称为酯化反应。例如：

$$
\begin{array}{c}
CH_2OH \\
| \\
CHOH \\
| \\
CH_2OH
\end{array}
\;+\; 3HONO_2(浓)
\;\xrightarrow{\text{浓}H_2SO_4}\;
\begin{array}{c}
CH_2-ONO_2 \\
| \\
CH-ONO_2 \\
| \\
CH_2-ONO_2
\end{array}
\;+\; 3H_2O
$$

　　甘油　　　　　　　　　　　　　　　　甘油三硝酸酯(硝酸甘油)

知识链接：

无机酸酯的药用价值

　　甘油三硝酸酯、硝酸异山梨酯等无机酸酯具有扩张冠状动脉的作用，可缓解心绞痛。另外磷酸酯在临床上用于改善各种器官的功能状态，提高细胞活力，如用于心血管疾病、肝病的辅助治疗药物——二磷腺苷（ADP）及三磷腺苷（ATP）等。

3. 脱水反应。

醇在浓硫酸的催化下加热可发生脱水反应。其方式有两种：

（1）分子内脱水。醇能发生分子内脱水生成烯。例如：乙醇从分子内脱去 α-碳上的羟基和 β-氢生成一分子水和乙烯。

$$\underset{\underset{\boxed{H \quad\quad OH}}{\begin{array}{cc}\beta & \alpha\end{array}}}{CH_2 - CH_2} \xrightarrow[170℃]{浓H_2SO_4} CH_2 = CH_2\uparrow + H_2O$$

有机物分子在适当的条件下，从分子内脱去一个小分子（如 H_2O、HX）而生成不饱和化合物的反应称消除反应。醇分子内脱水生成烯烃反应属于消除反应，消除反应遵守扎依采夫规则，即主要产物是双键上连有最多烃基的烯烃。例如：

$$\underset{\underset{OH}{|}}{CH_3 - CH - CH_2 - CH_3} \xrightarrow{-[H_2O]} \underset{2\text{-}丁烯(主要产物)}{CH_3 - CH = CH - CH_3} + \underset{1\text{-}丁烯(次要产物)}{CH_3 - CH_2 - CH = CH_2}$$

（2）分子间脱水。醇分子间脱水生成醚。例如：

$$CH_3CH_2 \boxed{- OH + HO -} CH_2CH_3 \xrightarrow[140℃]{浓H_2SO_4} \underset{乙醚}{CH_3CH_2OCH_2CH_3} + H_2O$$

4. 氧化反应。

醇分子中由于羟基的影响，使得 α-氢原子比较活泼，容易与羟基中的氢原子一起脱去而发生氧化反应，常用的氧化剂有 $K_2Cr_2O_7$ 溶液、$KMnO_4$ 溶液等。

伯醇氧化生成醛，醛继续被氧化生成羧酸：

$$R - CH_2OH \xrightarrow{[O]} R - CHO \xrightarrow{[O]} R - COOH$$

仲醇氧化生成酮：

$$\underset{\underset{R_2}{|}}{R_1 - CHOH} \xrightarrow{[O]} R_1 - \overset{\overset{O}{\|}}{C} - R_2$$

叔醇因没有 α-氢，一般不能被氧化。在更剧烈的条件下，则发生 C—C 键断裂，生成小分子的羧酸和酮的混合物。

在人体内，乙醇主要在肝内脱氢酶的作用下氧化成乙醛，再进一步氧化成乙酸供机体利用。但肝脏处理乙醇的能力有限，过量饮酒将会造成酒精中毒。

知识链接：

乙醇（酒精）检测

交通警察使用的酒精分析仪能快速、准确地测定出驾驶员呼出气体中的乙醇含量，从而判断其是否为酒后驾车。这是因为酒精分析仪内装有三氧化铬（CrO_3），它是一种橙红色的晶体，是具有很强氧化能力的氧化剂，能快速地使乙醇氧化，自身被还原为绿色的三价铬离子。当被测人员对准酒精分析仪呼吸时，如果呼出气体中含有一定比例的乙醇蒸气时，分析仪内的CrO_3就会迅速与之反应。分析仪中铬离子颜色变化通过电子传感元件转换成电信号，并使酒精分析仪发出蜂鸣声响，表示被测人员饮用过含有乙醇的饮料。

5. 邻二醇的特性。

两个羟基在相邻位的醇（如乙二醇、丙三醇等）能与氢氧化铜作用生成深蓝色的溶液，利用此特性可鉴别具有邻二醇结构的多元醇。例如：

$$
\begin{array}{c}
CH_2OH \\
| \\
CHOH \\
| \\
CH_2OH
\end{array}
\; + \; 2Cu(OH)_2 \;\longrightarrow\;
\begin{array}{c}
CH_2-O \\
| \quad\quad\rangle Cu \\
CH-O \\
| \\
CH_2-OH
\end{array}
\; + \; 2H_2O
$$

　　　　蓝色沉淀　　　　　　　　　甘油铜(深蓝色)

三、重要的醇

1. 甲醇（CH_3OH）俗称木醇或木精，为无色、透明、有酒精味的液体，甲醇是优良的溶剂，甲醇能与水及许多有机溶剂混溶。甲醇有毒，内服 10 mL 可致人失明，30 mL 可致死。

2. 乙醇（CH_3CH_2OH）俗称酒精，是饮用酒的主要成分。乙醇是无色、透明、易挥发、易燃液体，沸点 78.5℃，能与水及绝大多数有机溶剂混溶，是重要的有机溶剂和化工原料。在临床上，75％乙醇溶液用作外用消毒剂；25％～50％乙醇溶液可用于高热病人拭浴，进行物理降温；50％乙醇溶液可用于长期卧床病人的擦涂以预防褥疮；95％乙醇溶液常用于配制酊剂（如碘酊）以及提取中草药中的有效成分。

3. 苯甲醇（$C_6H_5CH_2OH$）俗称苄醇，是最简单的芳香醇。苯甲醇为具有芳香气味的无色液体，微溶于水，易溶于有机溶剂。苯甲醇具有微弱的麻醉作用和防腐性能，用于配制注射剂可减轻疼痛，10％的苯甲醇软膏或洗剂为局部止痒剂。

4. 丙三醇俗称甘油，是一种无色、无臭、略带甜味的黏稠液体，易溶于水。临床上用 50％甘油溶液灌肠，以治疗便秘。甘油有滋润皮肤的作用，是许多化妆品的添加成分。

5. 山梨醇和甘露醇，它们都是六元醇，是异构体，都是白色结晶性粉末，味甜，广泛存在于水果及蔬菜中。二者均易溶于水，它们的 20％或 25％的高渗溶液，在临床上用作渗透性利尿药，能降低颅内压，消除脑水肿，对治疗脑水肿与循环衰竭有效。

知识链接:

硫醇

硫醇的通式为 R—SH，硫基（—SH）是硫醇的官能团，可以将硫醇看作是醇分子中羟基的氧原子被硫取代后的化合物。

硫醇的命名法与醇相似，只是在母体名称中醇字前加一个"硫"字即可。例如：

$$CH_3SH \qquad CH_3CH_2SH \qquad CH_3CH_2CH_2SH$$
甲硫醇 　　　　　乙硫醇 　　　　　　　1-丙硫醇

低级硫醇易挥发并具有特殊的臭味，即使量很少时，气味也很明显。因此，在燃气中常加入少量低级硫醇以起泄漏报警的作用。

硫醇可以与一些重金属离子（汞、铜、银、铅）作用形成不溶于水的硫醇盐，临床上常用二巯丙醇、二巯丁二钠、二巯基磺酸钠等作为重金属的解毒剂。

第二节　酚

一、酚的分类和命名

根据芳香烃基的不同，酚可分为苯酚和萘酚；根据酚羟基的数目不同，酚又可分为一元酚、二元酚和多元酚。酚的命名是在酚字前加上芳环名称，以此为母体，再冠以取代基的位次、数目和名称。对于结构复杂的酚，可将酚羟基作为取代基来命名。例如：

苯酚　　　　　　　α-萘酚　　　　　3-甲基苯酚　　　　1,2-苯二酚
　　　　　　　　　　　　　　　　　(间甲苯酚)　　　　(邻苯二酚)

二、酚的性质

（一）酚的物理性质

酚类化合物在常温下多为固体，少数为高沸点的液体。酚类和醇类一样能形成分子间氢键，其熔点、沸点和水溶性均比相对分子质量相当的烃高。酚具有特殊的气味，一

元酚微溶于水，加热时易溶于水，多元酚易溶于水。

（二）酚的化学性质

虽然酚和醇都含有羟基，但由于酚羟基与苯环直接相连，因此它们的化学性质有着明显的差异。醇类化合物分子中酚羟基与苯环形成 p-π 共轭体系，使 O—H 键极性加大，易给出质子而呈弱酸性；同时使芳环上的电子云密度增加，易发生亲电取代反应。

1. 弱酸性。酚类化合物通常显弱酸性，其酸性比醇强，但比碳酸弱。如苯酚可与氢氧化钠反应生成苯酚钠盐，而 CO_2 能将苯酚从溶液中游离出来。

酚不能溶于 $NaHCO_3$ 溶液，羧酸则能溶于其中，利用此性质可将醇、酚和羧酸进行分离和区别。

2. 与三氯化铁的显色反应。大多数酚具有烯醇式结构（ —C=C—OH ）能与三氯化铁发生显色反应。不同的酚与三氯化铁作用呈现不同的颜色，如苯酚、间苯二酚、1，3，5-苯三酚显紫色；1，2，3-苯三酚显红色；甲酚显蓝色；邻苯二酚、对苯二酚显绿色。利用这种显色反应可鉴别酚和烯醇式结构的存在。

3. 芳环上的取代反应。酚羟基使芳环活化，其邻、对位易发生亲电取代反应。以苯酚为例讨论如下。

（1）卤代反应：苯酚水溶液与溴水反应，生成 2，4，6-三溴苯酚的白色沉淀。此反应十分灵敏。凡是酚羟基的邻、对位上有氢的酚类化合物均能生成溴化物沉淀，故该反应常用于酚类的鉴别。

2, 4, 6-三溴苯酚(白色)

（2）硝化反应：苯酚与稀硝酸在室温下即可反应生成邻硝基苯酚和对硝基苯酚。

4. 氧化反应。酚类容易被氧化。如空气中的氧就很容易使其氧化，多元酚更容易被氧化，产物复杂。若用 $KMnO_4$ 溶液、$K_2Cr_2O_7$ 溶液，苯酚能被氧化成对苯醌。因此保存酚类药物时应避免与空气接触，必要时加抗氧剂。

三、常见的酚

1. 苯酚。简称酚，俗称石炭酸，无色晶体，具有特殊气味，熔点 43℃，沸点 182℃，难溶于冷水，高于 65℃ 时能与水混溶。苯酚易溶于乙醇、乙醚和苯等有机溶剂。苯酚能凝固蛋白质，有杀菌作用，在医药上用作消毒剂和防腐剂。3%～5% 苯酚水溶液用于外科器械消毒，1% 苯酚水溶液可用于皮肤止痒，但因苯酚有毒性，目前已不用于人体消毒。

2. 甲苯酚，简称甲酚，可由煤焦油得到，又称煤酚。甲苯酚有邻、间、对三种异构体，不易分离，实际常用其混合物。它们都有苯酚气味，杀菌力比苯酚强。医药上常用的消毒剂煤酚皂液就是含 47%～53% 的三种甲苯酚混合物的肥皂水溶液，又称来苏尔。

3. 萘酚。萘酚有 α－萘酚和 β－萘酚两种异构体。α－萘酚为黄色结晶体，熔点 96℃，能与 $FeCl_3$ 作用生成紫色沉淀。β－萘酚为无色结晶，熔点 122℃，与 $FeCl_3$ 作用生成绿色沉淀。两种化合物都是合成染料的原料。β－萘酚还具有抗细菌、霉菌和寄生虫作用。

4. 维生素 E。维生素 E 是一种天然存在的酚，广泛存在于植物中，由于它与动物生殖功能有关，故又称为生育酚。生育酚在自然界中有 α、β、γ、δ 等多种异构体，其中 α－生育酚活性最高。天然维生素 E 的分子式如下：

维生素 E 是黄色油状物，熔点 2.5～3.5℃，临床上常用于治疗先兆性流产和习惯性流产，近年来尚且用于治疗痔疮、冻疮、各种类型的肌痉挛、胃及十二指肠溃疡等。有人认为维生素 E 可作为自由基的清除剂或抗氧化剂，具有延缓衰老的作用。

第三节 醚

一、醚的分类和命名

醚可看作醇或酚分子中的羟基上的氢原子被烃基（—R 或—Ar）取代生成的化合

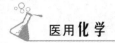

物，通式为（Ar）R—O—R′（Ar′）。

根据与氧原子相连烃基的结构，可将醚分为单醚、混醚和环醚。与氧原子相连的两个烃基相同的称为单醚，两个烃基不同的称为混醚。具有环状结构的醚称环醚。两个烃基中有一个或两个是芳烃基的称为芳香醚。

结构简单的醚命名时，采用普通命名法。单醚是烃基名称之后加上"醚"字，"二"字可省略；混醚命名时较小烃基在前，较大烃基在后。芳香醚的命名习惯上芳烃基在前。例如：

$$CH_3CH_2—O—CH_2CH_3 \qquad CH_3—O—CH_2CH_3$$

二乙基醚　　　　　　　　甲基乙基醚　　　　　　苯基甲基醚
（乙醚）　　　　　　　　（甲乙醚）　　　　　　（苯甲醚）

对结构复杂的醚，将较小基团烃氧基作为取代基命名。例如：

$$CH_3CH_2CH_2\underset{|}{C}HCH_3 \qquad CH_3CH_2\underset{|}{\overset{OH}{C}}CH_2CH_2—OCH_3$$
$$\quad\ \ OCH_3 \qquad\qquad\qquad\qquad CH_3$$

2-甲氧基戊烷　　　　　　3-甲基-1-甲氧基-3-戊醇

二、醚的性质

大多数醚在室温下为液体，有特殊气味，密度比水小，沸点与分子质量相近的烷烃近似。醚分子中的氧原子可与水分子形成氢键，故醚在水中有一定的溶解度。

醚的化学性质不活泼，其稳定性仅次于烷烃。在常温下不易与碱、氧化剂和还原剂等发生反应。但在一定条件下也可能与强酸（如 H_2SO_4、HCl 等）作用，形成类似盐结构的化合物（配位化合物）。例如：

$$R_1—O—R_2+H_2SO_4 \longrightarrow \overset{H}{[R_1—O—R_2]^+}+H_2O$$

醚的盐不稳定，遇水分解为原来的醚。利用醚能溶于强酸这一特性可区别醚与烷烃或卤代烃。

醚对氧化剂较稳定，但若长期接触，会被氧化，生成过氧化物。例如：

$$CH_3CH_2OCH_2CH_3 \xrightarrow{O_2} CH_3CH_2OCHCH_3$$
$$\qquad\qquad\qquad\qquad\qquad\quad\ \underset{|}{O—O—H}$$

过氧化物不稳定，受热时易分解而发生爆炸。在蒸馏醚时应事先用淀粉碘化钾试纸检验，若有试纸变蓝色，表明其中有过氧化物存在；也可加入硫酸亚铁和硫氰酸钾溶液，若有过氧化物存在会显红色。对于久置的陈旧乙醚，使用前一定要检验是否有过氧化乙醚的存在，以防意外。向醚中加入适量的硫酸亚铁、亚硫酸钠或碘化钠等还原剂，可除去过氧化物。

三、重要的醚

乙醚是最常见的醚，室温下为无色、透明液体，沸点 34.5℃，具有刺激性气味，极易挥发、燃烧。乙醚蒸气的密度大于空气，易沉积于地面，故使用时要特别小心，远离明火。

乙醚能溶于乙醇、氯仿等有机溶剂中，微溶于水，密度小于水，因此失火时不能用水灭火。乙醚的化学性质稳定，又能溶解许多有机物，因而是常用的溶剂和萃取剂。乙醚有麻醉作用，曾作为外科手术中吸入型全身麻醉剂。由于乙醚可引起恶心、呕吐等不良反应，现已被更安全、高效的麻醉剂安氟醚和脱氟醚（地氟烷）所代替。

知识链接：

硫醚

硫醚可以看作是醚分子中的氧原子被硫原子替代后生成的化合物，其通式为 $R—S—R'$。其命名与醚相似，只需在"醚"前面加"硫"即可。例如：

$C_2H_5SC_2H_5$ $\qquad$ $CH_3SC_2H_5$ $\qquad$ $C_6H_5SCH_3$

乙硫醚 $\qquad\qquad$ 甲乙硫醚 $\qquad\qquad$ 苯甲硫醚

硫醚不溶于水，具有刺激性气味，沸点比相应的醚高。硫醚和硫醇一样，也容易被氧化，首先氧化生成亚砜（$R—SO—R$），亚砜进一步氧化成砜（$R—SO_2—R$）。

目标检测

一、写出下列化合物的名称

1. $CH_3CH(CH_3)CH_2CH_2OH$

2. $CH_3—CH—CH_2—CH—CH_2—CH_3$
   $\qquad\quad |\qquad\qquad\quad|$
   $\qquad\quad CH_3\qquad\quad CH_2OH$

3. <苯环>—CH_2OH

4. <苯环，带 OH 和 CH_3>

5. <苯环，带两个 OH>

6. <苯环>—OCH_3

7. $CH_3CH_2CH_2CH_2OH$

8. $CH_3CH_2OCH_3$

9. $CH_3CHCH_2CHCH_3$
   $\qquad\ |\qquad\quad|$
   $\qquad\ OH\qquad CH_2CH_3$

10.
$$CH_3-CH-CH-CH_2-CH-CH_2-OH$$
$$\quad\quad\ |\quad\ \ |\quad\quad\quad\ \ |$$
$$\quad\quad CH_3\ CH_3\quad\quad C_2H_5$$

二、写出下列化合物的结构式

1. 丙三醇　　　　　　　2. 3－甲基－2－丁醇　　　3. 间甲基苯酚

4. 2，4，6－三硝基苯酚　5. 苯乙醚　　　　　　6. 甲乙醚

三、选择题

1. 醇、酚、醚都是烃的（　　　）

A. 同分异构体　　B. 同系列　　　C. 同系物　　　D. 含氧衍生物

2. 下列基团中，属于醇的官能团的是（　　　）

A. $-CH_3$　　　B. $-OH$　　　C. $-X$　　　D. $-Ar$

3. 乙醇的俗称是（　　　）

A. 石炭酸　　　　B. 木醇　　　　C. 甘油　　　　D. 酒精

4. 1－丙醇和2－丙醇的关系为（　　　）

A. 官能团异构体　B. 碳链异构体　C. 位置异构体　D. 以上均不是

5. 下列物质中沸点最高的是（　　　）

A. 乙烷　　　　　B. 乙醚　　　　C. 乙烯　　　　D. 乙醇

6. 在乙醇与钠反应的产物中加少量水再滴入1滴酚酞后，溶液将（　　　）

A. 显红色　　　　B. 无色　　　　C. 显蓝色　　　　D. 显紫色

7. 下列物质中属于仲醇的是（　　　）

A. 1－丁醇　　　　　　　　B. 2－甲基－1－丙醇

C. 2－丁醇　　　　　　　　D. 叔丁醇

8. 2－丁醇发生分子内脱水反应时，主要产物是（　　　）

A. 1－丁烯　　　B. 1－丁炔　　C. 2－丁烯　　D. 2－丁炔

9. 下列何种试剂可用于区分正丁醇和叔丁醇（　　　）

A. 氢氧化钠　　　　　　　　B. 溴水

C. 高锰酸钾（酸性溶液）　　D. 硝酸银溶液

10. 下列物质中，沸点最高的是（　　　）

A. 丙三醇　　　B. 乙二醇　　　C. 乙醇　　　D. 甲醇

11. 列各组物质，能用 $Cu(OH)_2$ 区分的是（　　　）

A. 乙醇和甲醚　　　　　　　B. 乙醇和丙三醇

C. 乙二醇和丙三醇　　　　　D. 甲醇和乙醇

12. 误饮工业酒精会严重危及人的健康甚至生命，这是因为其中含有（　　　）

A. 乙醇　　　　B. 甲醇　　　C. 甘油　　　D. 苯酚

13. 下列试剂中，可用于鉴别苯酚和苯甲醇的是（　　　）

A. 溴水　　　B. 硝酸银　　C. 高锰酸钾溶液　D. 卢卡斯试剂

14. 下列可以用来区分苄醇和对甲酚的试剂是（　　　）

A. 金属钠　　　B. 三氯化铁　　C. 氢氧化铜　　D. 硝酸银

15. 羟基直接与芳环相连的化合物属于（ ）

A. 醇   B. 酚   C. 醚   D. 卤代烃

16. 在①苯酚、②水、③乙醇、④碳酸中，酸性由弱至强的顺序为（ ）

A. ①②③④   B. ②③①④   C. ③②①④   D. ③①②④

17. 苯酚的俗称是（ ）

A. 石炭酸   B. 煤酚   C. 甘油   D. 酒精

18. 下列物质中，既能使三氯化铁显色又能与溴水反应的是（ ）

A. 苯酚   B. 甘油   C. 乙醇   D. 苯

19. 下列物质中酸性最弱的是（ ）

A. 苯酚   B. 硫酸   C. 碳酸   D. 乙醇

20. 下列化合物中，不属于用作医疗器械消毒剂"来苏儿"成分的是（ ）

A. 苯   B. 邻甲苯酚   C. 间甲苯酚   D. 对甲苯酚

21. 能与溴水反应产生白色沉淀的是（ ）

A. 苯   B. 乙烯   C. 乙炔   D. 苯酚

22. 下列何种试剂可用于区别正丁醇和仲丁醇（ ）

A. 溴水   B. 卢卡斯试剂   C. 三氯化铁   D. 金属钠

23. 甲醇的俗称为（ ）

A. 木糖   B. 木精   C. 酒精   D. 甘油

24. 临床上用作外用消毒剂的酒精浓度为（ ）

A. 25%   B. 50%   C. 75%   D. 95%

25. 乙醇发生分子间脱水的条件（ ）

A. 浓硝酸 140℃   B. 浓硝酸 170℃

C. 浓硫酸 140℃   D. 浓硫酸 170℃

26. 丙三醇的俗名是（ ）

A. 木醇   B. 乙醇   C. 苄醇   D. 甘油

27. 浓硫酸与乙醇共热于 170℃，主要生成乙烯，这个反应属于（ ）

A. 取代反应   B. 加成反应   C. 消除反应   D. 酯化反应

28. 下列试剂中，不能与苯酚发生反应的是（ ）

A. 三氯化铁溶液   B. 氢氧化钠

C. 高锰酸钾溶液   D. 碳酸氢钠

四、完成下列反应

(1) $CH_3OH + Na \longrightarrow$

(2) $\underset{\quad\ \ |}{\underset{\quad\ \ OH}{CH_3CHCH_2CH_3}}$ $\xrightarrow{\text{分子内脱水}}$

(3) 苯酚 $+ Br_2 \longrightarrow$

(4) 对甲苯酚 $+ NaOH \longrightarrow$

五、用化学方法鉴别下列各组化合物

（1）CH_3OH CH_3OCH_3 $CH_2=CHOCH_3$

（2）苯甲醇和苯酚

（3）正丁醇、仲丁醇和叔丁醇

（4）乙醇和乙二醇

六、物质推断

化合物 A（C_3H_8O），能与 Na 作用产生氢气，在脱水剂作用下生成化合物 B，B 与 HBr 作用生成化合物 C（C_3H_7Br），C 与氢氧化钠水溶液作用又生成 A。试写出 A、B、C 可能的结构式。

第六章 醛和酮

知识链接：

甲醛与健康

甲醛已被世界卫生组织确定为致癌和致畸形物质，是公认的变态反应源，也是潜在的强致突变物之一。

甲醛对人体健康的影响包括嗅觉异常、刺激、过敏、肺功能异常、肝功能异常、免疫功能异常、中枢神经受影响，还可损伤细胞内的遗传物质。甲醛易经呼吸道吸收，但经皮肤吸收很少。经鼻吸入的甲醛93％滞留在鼻腔组织中，高浓度吸入时会出现严重的呼吸道刺激和水肿、呼吸道阻力增高、呼吸频率下降、眼刺激、头痛。长期接触低剂量甲醛可引起慢性呼吸道疾病，引起鼻咽癌、结肠癌、脑瘤、月经紊乱、细胞核的基因突变、妊娠综合征、引起新生儿染色体异常、白血病、引起青少年记忆力和智力下降。在所有接触者中，儿童和孕妇对甲醛尤为敏感，危害也就更大。甲醛是装修和家具的主要污染物，其释放期长达3～15年，遇热遇潮就会从材料深层挥发出来，严重污染环境，已成为难以解决的世界性难题。

碳原子以双键和氧原子相连接形成的基团称为羰基（）。醛和酮分子中都含有羰基，是烃的含羰基的衍生物，因此醛和酮又称为羰基化合物。醛和酮在自然界中广泛存在，如甲醛、乙醛、丙酮、环己酮、肉桂醛、茴香醛、紫苏醛、紫苏酮等，它们有的是化工原料，有的是药物的有效成分，有的是我们生活中的食用调料，有的是动植物代谢的中间产物。

第一节 醛和酮的结构、分类和命名

一、醛和酮的结构、分类

（一）醛和酮的结构

醛和酮分子中都含有羰基。醛是羰基碳原子与一个氢原子和一个烃基相连接而成的化合物（甲醛除外，甲醛中羰基碳原子与两个氢原子相连接）。醛的通式为 R（Ar）CHO，—CHO叫作醛基，是醛的官能团。酮是分子中羰基碳原子与两个烃基相连接而成的化合物，两个烃基可以是相同的，也可以是不同的。酮的通式为 R（Ar）COR′（Ar′），其中的羰基—CO—又称为酮基，是酮的官能团。

$$醛：R(Ar)—\overset{O}{\overset{\|}{C}}—H 或 R(Ar)—CHO \qquad 醛基：—\overset{O}{\overset{\|}{C}}—H 或 —CHO$$

$$酮：R(Ar)—\overset{O}{\overset{\|}{C}}—R'(Ar') 或 R(Ar)COR'(Ar') \qquad 酮基：—\overset{O}{\overset{\|}{C}}— 或 —CO—$$

（二）醛和酮的分类

醛和酮的分类可根据羰基所连接的烃基不同分为脂肪醛（酮）、脂环醛（酮）和芳香醛（酮）；也可根据羰基所连接的烃基的饱和程度不同分为饱和醛（酮）和不饱和醛（酮）；还可以根据羰基的数目分为一元醛（酮）和多元醛（酮）。

脂肪醛（酮） { 饱和醛（酮）： CH_3CHO $CH_3—CO—CH_3$
不饱和醛（酮）： $CH_3CH=CHCHO$ $CH_3CH=CH-CO-CH_3$

脂环醛（酮）：

芳香醛（酮）：

多元醛（酮）： $CH_3CH_2-CO-CH_2-CO-CH_2CH_3$

二、醛和酮的命名

醛和酮的命名有普通命名法和系统命名法。简单的醛和酮通常用普通命名法，简单的脂肪醛就按含碳原子数的多少称为某醛，如甲醛、乙醛等；简单脂肪酮依据羰基两侧烃基的名称命名为某某酮，如二甲酮、甲乙酮等；简单芳香醛（酮）命名时，就把芳香烃基作为取代基，放在名称前面，如苯甲醛、苯乙酮等。有的也直接用自然界中的植物来源命名，如肉桂醛、茴香醛、紫苏醛、紫苏酮等。

结构复杂的醛（酮）的命名主要采用系统命名法。脂肪族一元醛（酮）的系统命名法是：首先选主链，选择含羰基碳原子在内的最长碳链为主链，根据主链碳原子数命名为某醛或某酮；其次标位次，醛从醛基碳原子开始编号，酮则从靠近羰基一端开始编号，并标明羰基和取代基的位置（如果有取代基）；位次编号也可以用希腊字母表示，从与羰基相邻的碳原子开始依次为 α、β、γ、δ 等；最后定名称，表示羰基位次的数字写在名称前，并在母体醛（酮）名称前标明取代基的位次、数目和名称。例如：

$$\overset{4}{CH_3}-\overset{3}{\underset{\beta}{\underset{|}{CH}}}-\overset{2}{\underset{\alpha}{\underset{|}{CH}}}-\overset{1}{CHO}$$
（CH₃ on C3 and C2）

2,3-二甲基丁醛
（α,β-二甲基丁醛）

$$\overset{5}{H_3C}-\overset{4}{CH_2}-\overset{3}{CH}-\overset{2}{C}-\overset{1}{CH_3}$$
（CH₃ on C3, O on C2）

3-甲基-2-戊酮

$$CH_3-CH_2-\underset{|}{\overset{|}{C}}-CHO$$
（CH₃ above and below）

2,2-二甲基丁醛

$$\overset{5}{CH_3}-\overset{4}{C}-\overset{3}{CH_2}-\overset{2}{C}-\overset{1}{CH_3}$$
（CH₃ above and below C4, O on C2）

4,4-二甲基-2-戊酮

不饱和醛（酮）命名时要标明不饱和键的位置，并且羰基碳原子的编号应尽可能小。脂环酮命名时，若羰基在环内，则命名为环某酮；若羰基在环外，则将环当作取代基命名。芳香醛（酮）是以脂肪醛（酮）作母体，芳香烃基作为取代基来命名。多元醛（酮）命名时要标明羰基数目。例如：

$$\overset{4}{H_3C}-\overset{3}{C}=\overset{2}{CH}-\overset{1}{CHO}$$
（CH₃ on C3）

3-甲基-2-丁烯醛

$$\overset{5}{CH_3}-\overset{4}{C}=\overset{3}{C}-\overset{2}{C}-\overset{1}{CH_3}$$
（CH₃ on C4, CH₃ on C3, O on C2）

3,4-二甲基-3-烯-2-戊酮

4-甲基环己酮

苯(基)甲醛

2-苯(基)丙醛

苯(基)乙酮

$$\begin{matrix} CH_2CHO \\ | \\ CH_2CHO \end{matrix}$$

1, 4-丁二醛

$$\overset{5}{CH_3}-\overset{4}{\underset{\|}{\overset{O}{C}}}-\overset{3}{CH_2}-\overset{2}{\underset{\|}{\overset{O}{C}}}-\overset{1}{CH_3}$$

2, 4-戊二酮

第二节 醛和酮的性质

常温下甲醛为气体，其他醛、酮为液体或固体。醛、酮中都含有羰基。羰基由一个 σ 键和一个 π 键组成，由于氧原子的电负性比碳强，使得碳氧双键（羰基）产生极性，氧原子带部分负电荷（δ^-），羰基碳带部分正电荷（δ^+）。由于羰基具有极性，使醛、酮分子间作用力比烷烃的强，因此，醛、酮的沸点比相对分子质量相近的烷烃高；但由于醛、酮分子不能形成分子间氢键，所以沸点又比相对分子质量相近的醇要低。羰基上的氧原子可以与水形成氢键，使得低级的醛、酮易溶于水，随着碳原子数目的增加，它们的水溶性迅速降低。醛和酮一般易溶于苯、乙醚等有机溶剂。

醛和酮的化学性质主要由羰基决定。由于醛和酮都含有羰基，因此它们具有许多相似的化学性质，主要表现在羰基的加成反应、还原反应等方面。但由于羰基上所连接的基团不同，又使它们在性质上有着明显的差异。

一、醛和酮共同的化学性质

（一）亲核加成反应

醛、酮分子中的羰基是极化的，碳原子上带部分正电荷，因此，醛、酮的多数反应是与亲核试剂的加成反应。亲核加成反应是羰基的特征反应。反应分两步进行，第一步是亲核试剂带负电的部分先向羰基碳原子进攻，加到羰基碳原子上；第二步是带正电的部分加到羰基氧原子上。

$$\ce{>C=O} + Nu^{\ominus} \underset{慢}{\overset{}{\rightleftharpoons}} \ce{>C<^{O}_{Nu}} \overset{E^+}{\underset{快}{\rightarrow}} \ce{>C<^{OE}_{Nu}}$$

醛和酮进行亲核加成反应的难易程度不同，醛比酮活泼，醛比酮容易加成。醛、酮发生加成反应由易到难的顺序：

HCHO > R（Ar）CHO > RCOCH$_3$ > ArCOCH$_3$

甲醛　　　　醛　　　　脂肪族甲基酮　　芳香族甲基酮

醛和酮可以与氢氰酸、醇、氨的衍生物等亲核试剂发生加成反应。加成时都是试剂中氢加到羰基的氧原子上，其余部分加到羰基的碳原子上，形成新的化合物。

1. 与氢氰酸的加成。氢氰酸（HCN）与醛或酮作用生成的产物称为 $\alpha-$羟（基）

腈，或称为 α-氰醇。

醛、脂肪族甲基酮及含 8 个碳原子以下的环酮都能与氢氰酸（HCN）发生加成反应。

2. 与醇的加成。在干燥氯化氢或浓硫酸作用下，1 分子醛和 1 分子醇发生加成反应，生成半缩醛，半缩醛分子中新生成的羟基称为半缩醛羟基。半缩醛羟基较活泼，它可继续与 1 分子醇反应，两者之间脱去 1 分子水，生成稳定的缩醛。这种由 2 个或 2 个以上有机化合物分子通过加成反应相结合，同时失去简单分子（如水、氨等）而生成较大分子的反应，称为缩合反应，缩合反应的产物称为缩合物。酮也可与醇作用生成缩酮，但反应较为困难。

$$\underset{H(R')}{\overset{R}{}}C{=}O + R''OH \underset{}{\overset{干燥HCl}{\rightleftharpoons}} \underset{H(R')}{\overset{R}{}}C\underset{OR''}{\overset{OH}{}} \underset{干燥HCl}{\overset{R''OH}{\rightleftharpoons}} \underset{H(R')}{\overset{R}{}}C\underset{OR''}{\overset{OR''}{}} + H_2O$$

半缩醛(酮) 　　　　　　缩醛(酮)

$$CH_3CH_2CHO + 2CH_3OH \underset{}{\overset{干燥HCl}{\rightleftharpoons}} CH_3CH_2CH(OCH_3)_2$$

在结构上，缩醛与醚的结构相似，对碱和氧化剂是稳定的，对稀酸敏感可水解成原来的醛。此反应在药物合成中常利用生成缩醛来保护醛基。

3. 与氨的衍生物的加成。氨的衍生物是氨分子中的氢被其他原子或原子团取代后的一系列化合物，可用 $H_2N{-}G$ 表示。氨的衍生物如羟胺、肼、苯肼和 2，4-二硝基苯肼等能与醛和酮发生亲核加成反应，生成的加成产物再脱去一分子水，生成稳定的含碳氮双键的化合物。其反应过程可用通式表示如下：

$$\underset{}{\overset{}{>}}C{=}O \ + \ H{-}N{-}G \longrightarrow {-}C\boxed{\underset{|}{\overset{OH}{}}}\boxed{\underset{|}{\overset{H}{N}}}{-}G \xrightarrow{-H_2O} \ {>}C{=}N{-}G$$

醛和酮与氨的衍生物发生加成反应的产物大多为固体，具有固定的晶形和熔点，常用于鉴别羰基化合物及分离、提纯醛或酮，所以通常把这些氨的衍生物称为羰基试剂，特别是 2，4-二硝基苯肼，几乎能与所有的醛或酮迅速反应，生成橙黄色或橙红色结晶状 2，4-二硝基苯腙，应用最为广泛，临床上用于组织器官转氨酶的活性测定。表 6-1 列出了常见的氨的衍生物及其与醛和酮反应的产物。

表 6-1　常见氨的衍生物及其与醛、酮反应的产物

氨衍生物	氨的衍生物的结构式	加成缩合产物结构式	加成缩合产物名称
羟胺	$H_2N{-}OH$	$>C{=}N{-}OH$	肟
肼	$H_2N{-}NH_2$	$>C{=}N{-}NH_2$	腙
苯肼	$H_2N{-}NH{-}C_6H_5$	$>C{=}N{-}NH{-}C_6H_5$	苯腙

氨衍生物	氨的衍生物的结构式	加成缩合产物结构式	加成缩合产物名称
2，4-二硝基苯肼	H_2NNH—〈O_2N, NO_2〉	$C=N$—HN—〈O_2N, NO_2〉	2，4-二硝基苯腙

4. 与亚硫酸氢钠的加成。用过量的饱和亚硫酸氢钠溶液和醛一同震荡，不需要催化剂就可以发生亲核加成反应，把全部醛转变为加成产物。加成产物不溶于饱和亚硫酸氢钠溶液而析出结晶。

$$\begin{array}{c} R \\ \text{H(CH}_3) \end{array} C=O \ + \ HOSO_2Na \ \Longrightarrow \ R—\underset{\underset{H(CH_3)}{|}}{\overset{\overset{OH}{|}}{C}}—OSO_2Na\downarrow$$

醛、脂肪甲基酮以及 8 个碳以下的环酮可与饱和亚硫酸氢钠溶液发生加成反应，生成 α-羟基磺酸钠。这个加成反应可用来鉴别醛、脂肪族甲基酮和 8 个碳原子以下的环酮。由于反应为可逆反应，加成产物 α-羟基磺酸钠遇酸或碱，又可恢复成原来的醛和酮，故可利用这一性质分离和提纯醛、酮。

（二）α-氢的反应

醛和酮分子中羰基的强吸电子作用，使醛和酮 α-碳上的 C—H 键极性增强，α-碳上的氢变得十分活泼，很容易发生反应。具有 α-氢的醛或酮能发生卤代反应、羟醛缩合反应等。

1. 卤代反应。在酸或碱的催化下，醛、酮的 α-氢能被卤素取代，生成 α-卤代醛（酮）。例如：

〈 〉—CO—$CH_3 + Br_2 \longrightarrow$ 〈 〉—CO—$CH_2Br + HBr$

苯乙酮　　　　　　　　　　　α-溴苯乙酮

如果 α-碳上连接 3 个活泼氢，则称为活泼甲基。含有活泼甲基的醛或酮，3 个 α-氢都能被卤素取代，生成三卤代物。三卤代物在碱性溶液中不稳定，立刻分解为三卤甲烷（卤仿）和羧酸盐，这个反应称为卤仿反应。若用的是碘的碱性溶液（I_2/NaOH），反应产物有碘仿（CHI_3），则称为碘仿反应。碘仿是具有特殊气味的黄色晶体，难溶于水，易于观察，常用来鉴别含有活泼甲基的醛和酮。

$$CH_3—\overset{\overset{O}{\|}}{C}—R(H) + X_2 \longrightarrow CX_3—\overset{\overset{O}{\|}}{C}—R(H) \longrightarrow CHX_3\downarrow + R(H)—COO^-$$

2. 羟醛缩合反应。有 α-氢的醛或酮在酸或碱的催化作用下，2 分子缩合形成 β-羟基醛或 β-羟基酮的反应称为羟醛缩合反应。在稀碱（10％NaOH）溶液中，含有 α-氢的醛能和另 1 分子醛发生加成反应，1 分子醛的 α-氢加到另 1 分子醛的羰基氧原子上，其余部分加到羰基碳原子上，生成 β－羟基醛。这是有机化合物合成增长碳链的一种重要方法。例如：

$$CH_3C—H + H—C—C—H \xrightarrow{10\% \text{ NaOH溶液}} CH_3—CH—CH—C—H$$

$\xrightarrow{\triangle} CH_3CH = CHCHO$ （2-丁烯醛）（α,β-不饱和醛）

当生成的 β－羟基醛上还有 α－氢时，受热容易发生分子内脱水，生成 α，β－不饱和醛。含有 α－氢的酮缩合困难，反应较难进行。

（三）还原反应

在铂、镉或镍等催化剂的催化下，醛和酮的羰基经催化氢化还原为羟基，醛还原生成伯醇，酮还原生成仲醇。此反应可用于醇的制备。例如：

$$CH_3CHO + H_2 \xrightarrow{Ni} CH_3CH_2OH$$

乙醛 乙醇(伯醇)

$$CH_3COCH_3 + H_2 \xrightarrow{Ni} CH_3CH(OH)CH_3$$

丙酮 2-丙醇(仲醇)

二、醛的特殊性质

（一）醛与弱氧化剂的反应

醛、酮由于结构上的差异，使得两者的化学性质有所不同，最明显的是对氧化剂的敏感性不同。醛由于其羰基上连有氢原子，很容易被氧化，不但可被强的氧化剂（如高锰酸钾）等氧化，也可被弱的氧化剂（如托伦试剂、斐林试剂和班氏试剂）所氧化，生成含相同碳原子数的羧酸，而酮却不被弱氧化剂氧化。

1. 银镜反应。托伦试剂是一种无色的银氨配合物溶液，由硝酸银和稀氨水溶液制得，简称银氨溶液，其主要成分是银氨配离子 $[Ag(NH_3)_2]^+$。托伦试剂与醛共热，醛被氧化成羧酸，而弱氧化剂中的银被还原成金属银析出。若反应试管干净，析出的金属银可以在试管壁上生成明亮的银镜，故又称银镜反应。利用托伦试剂可把醛与酮区别开来。

$$RCHO + [Ag(NH_3)_2]^+ \longrightarrow RCOONH_4 + Ag\downarrow$$

2. 斐林反应。斐林试剂是由硫酸铜溶液（斐林试剂甲）和酒石酸钾钠的氢氧化钠溶液（斐林试剂乙）新配制而成的深蓝色二价铜配合物，与脂肪醛共热则被还原成砖红

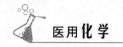

色的氧化亚铜沉淀。

$$RCHO+Cu^{2+}（配离子）\longrightarrow RCOONa+Cu_2O\downarrow$$

甲醛与斐林试剂作用，有铜析出可生成铜镜，故此反应又称铜镜反应。

$$HCHO+Cu^{2+}（配离子）\longrightarrow HCOONa+Cu\downarrow$$

斐林试剂只能氧化脂肪醛，不能氧化芳香醛，利用斐林试剂可以把脂肪醛和芳香醛区别开来。临床上常用班氏试剂（由硫酸铜、碳酸钠、柠檬酸钠配成的蓝色溶液，其主要成分是二价铜的配离子）来检查尿液中的葡萄糖。

（二）与品红亚硫酸试剂的显色反应

品红亚硫酸试剂，又称希夫（Schiff）试剂。品红是一种红色染料，把二氧化硫通入红色的品红水溶液中，至红色刚好消失，所得的溶液称为品红亚硫酸试剂。醛与品红亚硫酸试剂作用显紫红色，酮则不显色，故可用于区别醛和酮。甲醛与品红亚硫酸试剂作用生成的紫红色在加入 H_2SO_4 后不褪色，而其他醛却在加入 H_2SO_4 后紫红色消失，由此来鉴别甲醛和其他醛。

第三节　重要的醛和酮

一、甲醛

甲醛，化学式为 HCHO 或 CH_2O，又称蚁醛，为无色气体，有刺激性气味，对人眼、鼻等有刺激作用。甲醛浓度过高会引起急性中毒，表现为咽喉烧灼痛、呼吸困难、肺水肿、过敏性紫癜、过敏性皮炎、肝转氨酶升高、黄疸等。长期接触低浓度甲醛会引起头痛、头晕、乏力、感觉障碍、免疫力降低，并可出现瞌睡、记忆力减退或神经衰弱、精神抑郁；慢性中毒对呼吸系统的危害也是巨大的，长期接触甲醛可引发呼吸功能障碍和肝中毒性病变，表现为肝细胞损伤、肝辐射能异常等。

甲醛易溶于水和乙醇。医药上通常用的是 40％甲醛水溶液，俗称福尔马林（for-malin），用于固定生物标本和保护尸体。甲醛能与菌体蛋白质中的氨基结合，使蛋白质变性凝固，故具有强大的杀菌作用，因此常用作消毒剂和防腐剂，2％甲醛溶液用于手术器械消毒。甲醛溶液与氨水共同蒸发时，则生成一种富有吸湿性的白色晶体，叫作环六亚甲基四胺 $[(CH_2)_6N_4]$，药名乌洛托品。乌洛托品在医药上用作尿道消毒剂，因为它在病人体内能慢慢分解产生甲醛，甲醛由尿道排出时，即将细菌杀死。

二、乙醛

乙醛，又名醋醛，化学式为 CH_3CHO，相对分子质量为 44.05，为无色、有刺激性气味、易挥发的液体，可溶于水、氯仿和乙醇等有机溶剂。乙醛天然存在于圆柚、梨子、苹果、覆盆子、草莓、菠萝、干酪、咖啡、橙汁、朗姆酒中。乙醛也是一种重要的工业产品，是生产乙酸、乙酸乙酯、乙酸酐等的原料。

在乙醛中通入氯气，氯原子取代乙醛的甲基中的三个氢原子而生成三氯乙醛。三氯乙醛能与水发生加成反应，生成水合三氯乙醛（水合氯醛）。水合三氯乙醛是无色、透明晶体，有刺激性气味，味略苦，能溶于水、乙醚及乙醇。它是较安全的催眠药和抗惊厥药。临床上用 10％的三氯乙醛水溶液作为长时间作用的催眠药，用于失眠、烦躁不安及惊厥。它使用安全，不易引起蓄积中毒，但味欠佳，且对胃有刺激性，不宜做口服药物，用灌肠法给药，药效较好。

$$CH_3—CHO + 3Cl_2 \longrightarrow CCl_3—CHO + 3HCl$$

乙醛   三氯乙醛

$$CCl_3—\overset{\overset{\displaystyle O}{\|}}{C}—H + H—OH \longrightarrow CCl_3—\overset{\overset{\displaystyle OH}{|}}{\underset{\underset{\displaystyle OH}{|}}{C}}—H$$

三氯乙醛   水合三氯乙醛

三、苯甲醛

苯甲醛为最简单的芳香醛，结构式为 ⬡—CHO ，分子式为 C_7H_6O，相对分子质量为 106.12，沸点 179℃。在室温下其为无色液体，具有特殊的杏仁气味，微溶于水，易溶于乙醇和乙醚。苯甲醛在果仁和坚果中以和糖苷结合的形式存在，存在于杏仁、桃仁等许多果实的种子中，尤以苦杏仁中含量最高，故苯甲醛又称为苦杏仁油。

苯甲醛很容易被氧化成白色的苯甲酸晶体，因此在保存苯甲醛时需加入少量的对苯二酚作为抗氧剂。

苯甲醛也是重要的化工原料，用于制月桂醛、月桂酸、苯乙醛和苯甲酸苄酯等，也用作香料。

四、丙酮

丙酮，也称作二甲基酮，是最简单的脂肪酮，分子式为 C_3H_6O，结构式为

CH_3—CO—CH_3，相对分子质量为 58.08。丙酮是无色、易挥发的液体，有特殊气味，沸点为 56.5℃，能与水以任意比混溶，还能溶解醋酸纤维和硝酸纤维等多种有机物，是一种重要的有机溶剂。

丙酮对人体没有特殊的毒性，但是吸入后可引起头痛、支气管炎等症状，如果大量吸入，还可能失去意识。日常生活中主要用于脱脂，脱水等。

丙酮是人体内脂肪分解代谢的中间产物酮体的组成成分之一。正常人的血液中丙酮的含量很低，正常情况下从尿液排出或随呼吸呼出。当人体内糖代谢紊乱时（如患糖尿病时），脂肪加速分解可产生过量的丙酮，所以糖尿病患者的尿液中丙酮的含量会增多。临床上检查患者尿液中是否含有丙酮，常用亚硝酰铁氰化钠 [$Na_2Fe(CN)_5NO$] 溶液和氨水（或氢氧化钠溶液），若有丙酮存在，则尿液呈鲜红色。也可以用碘仿反应来检查丙酮的存在。

目标检测题

一、填空题

1. 醛和酮分子中都含有_____，是羰基化合物。醛的官能团是_____，酮的官能团是_____。

2. 最简单的脂肪醛是_____，它能使蛋白质凝固，具有_____作用。将它溶于水形成质量分数为 40% 的溶液，医药上称为_____，可用来保存动物标本和尸体。最简单的脂肪酮是_____。

3. 醛、_____酮和_____个碳原子以下的环酮都能与氢氰酸溶液发生加成反应，生成对应的 α-羟基氰。

4. 醛、酮与希夫试剂作用，醛作用后的现象为_____，酮则_____，故可用于区别醛和酮。

5. 醛催化加氢生成_____醇，酮催化加氢生成_____醇。

6. 检查糖尿病病人尿液中的丙酮，可向尿液中加入_____和_____，若出现_____色，则可证明此尿液中有丙酮存在。

二、选择题

1. 下列化合物不属于醛或酮的是（　　　）

A. CH_3OCH_3　　　B. CH_3COCH_3　　C. CH_3CHO　　　D. $CH_2=CHCHO$

2. 下列物质中不能与氢氰酸反应的是（　　　）

A. 甲醛　　　　　B. 丙酮　　　　　C. 3-戊酮　　　D. 环己酮

3. 丁酮加氢能生成（　　　）

A. 丁醇　　　　　B. 异丁醇　　　　C. 叔丁醇　　　D. 2-丁醇

4. 既能起碘仿反应，又能与亚硫酸氢钠加成的是（　　　）

A. 乙醇　　　　　B. 苯乙酮　　　　C. 丙醛　　　　D. 乙醛

5. 既能与氢发生加成反应又能与希夫试剂反应的是（　　　）

A. 丙烯　　　　　B. 丙醛　　　　　C. 丙酮　　　　D. 苯

6. 斐林试剂的主要成分是（　　）

A. $CuSO_4$　　B. $Cu(OH)_2$　　C. Cu_2O　　D. NaOH

7. 能与斐林试剂反应的是（　　）

A. 丙酮　　B. 苯甲醇　　C. 苯甲醛　　D. 2−甲基丙醛

8. 托伦试剂的主要成分是（　　）

A. $[Ag(NH_3)_2]OH$　　B. $NH_3 \cdot H_2O$

C. $AgNO_3$　　D. Ag_2O

9. 下列化合物能发生银镜反应的是（　　）

A. 苯甲醛　　B. 苯甲醚　　C. 苯酚　　D. 丙酮

10. 下列化合物不能与斐林试剂发生反应，能与托伦试剂反应的是（　　）

A. 丁酮　　B. 丙醛　　C. 苯甲醛　　D. 苯乙酮

三、命名下列化合物或写出结构式

1. 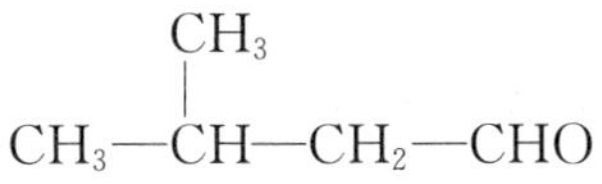

2. 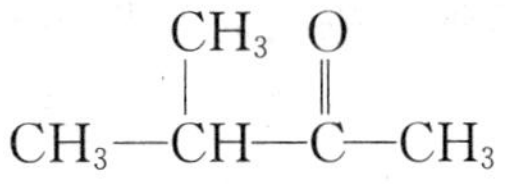

3. 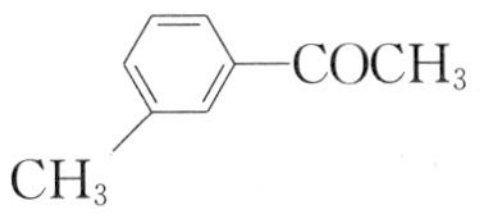

4. 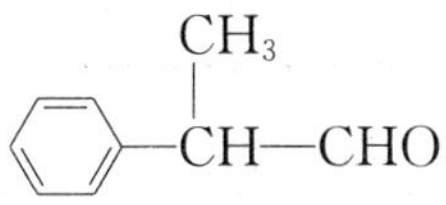

5. 2−苯丙醛　　6. 苯甲醛　　7. 苯乙酮

8. 2−丁烯醛　　9. 4−甲基环己酮

四、完成化学反应方程式（写出反应的主要产物）

1. $CH_3—CH_2—CHO+H_2 \longrightarrow$

2. $CH_3—CO—CH_3+H_2 \longrightarrow$

3. $CH_3CHO+[Ag(NH_3)_2]OH \longrightarrow$

4. 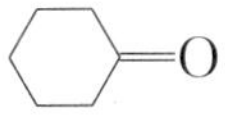 $+HCN \longrightarrow$

5. $CH_3—CHO+Cu^{2+}$（配离子）$\longrightarrow$

五、用化学方法鉴别下列各组化合物

1. 乙醇、丙酮和丙醛

2. 甲醛、乙醛和丙醛

3. 甲醛、苯甲醛和苯甲醇

第七章 羧酸和取代羧酸

> **学习目标**
> 1. 了解乙酸的组成和结构，理解乙酸的酸性、酯化反应及乙酸的用途；
> 2. 了解羟基酸、酮酸的结构和命名；
> 3. 理解乳酸、水杨酸、丙酮酸、丁酮酸的重要性质及用途；
> 4. 了解酮体的性质及其在医学上的意义。

"柴、米、油、盐、酱、醋、茶"是人们生活中不可缺少的物质。其中"醋"的作用被人们广泛地认识，它是存在于自然界中的羧酸的典型代表。分子中含有羧基（—COOH）的有机化合物称为羧酸。羧酸分子中烃基上的 H 原子被其他原子或原子团取代后生成的化合物称为取代羧酸。在自然界中，羧酸常以游离状态、羧酸盐或酯的形式广泛存在于动植物体内。取代羧酸主要有卤代酸、羟基酸、酮酸和氨基酸，它们中的一部分参与动物代谢的生命过程，有些是代谢的中间产物，有些具有显著的生物活性，能防病、治病，常用作有机合成、工农业生产或医药工业的原料。

第一节 羧酸

一、羧酸的结构、分类和命名

（一）羧酸的结构

羧酸从结构上可以看作是烃分子中的氢原子被羧基取代而形成的化合物。羧酸的结构通式为 $R—\overset{\displaystyle O}{\overset{\|}{C}}—OH(R-COOH)$ 或 $Ar—\overset{\displaystyle O}{\overset{\|}{C}}—OH(Ar-COOH)$ ，甲酸除外。羧酸的官能团是羧基 $—\overset{\displaystyle O}{\overset{\|}{C}}—OH$（简写为 -COOH）。最简单的羧酸是甲酸（HCOOH）。

（二）羧酸的分类

按分子中烃基的不同，羧酸可分为脂肪酸和芳香酸。羧基和脂肪烃基相连接的称为脂肪酸，若烃基是饱和的则为饱和脂肪酸，若烃基是不饱和的则为不饱和脂肪酸。羧基与芳香烃基相连接的为芳香酸。根据分子中所含羧基数目不同，分为一元酸、二元酸和多元酸。分子中含有一个羧基的为一元酸；分子中含有两个羧基的称二元酸；分子中含有三个或三个以上羧基的羧酸为多元羧酸（见表 7-1）。

表 7-1　羧酸的分类

	饱和羧酸	不饱和羧酸	芳香酸
一元羧酸	CH_3COOH 乙酸	$CH_3CH=CHCOOH$ 2-丁烯酸	⬡—COOH 苯甲酸
二元羧酸	$HOOC—COOH$ 乙二酸	$HOOCCH=CHCOOH$ 丁烯二酸	⬡⟨—COOH / —COOH⟩ 邻苯二甲酸
多元羧酸	COOH | CHCOOH | COOH 2-羧基丙二酸	—	—

（三）羧酸的命名

羧酸的系统命名原则与醛相似。只需将"醛"字改为"酸"字。

1. 饱和一元脂肪羧酸的系统命名。

（1）选择含有羧基的最长碳链作为主链，根据主链碳原子数称为"某酸"。

（2）从羧基碳原子开始，用阿拉伯数字将主链碳原子依次编号，也可用希腊字母（α、β、γ、δ……）标示主链碳原子的位次，与羰基直接相连的碳原子为 α 位（相当于阿拉伯数字编号的第 2 位），往后依次为 β、γ、δ 位等。

（3）将取代基的位次、数目和名称写在主链名称之前。例如：

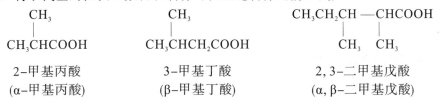

2-甲基丙酸　　　　　　　3-甲基丁酸　　　　　　2,3-二甲基戊酸
（α-甲基丙酸）　　　　　（β-甲基丁酸）　　　　　（α,β-二甲基戊酸）

2. 饱和多元脂肪羧酸的命名。选择包含两个羧基的最长碳链作主链，根据主链碳原子数称为"某二酸"，把取代基的位置和名称写在"某二酸"之前。例如：

$$HOOC—COOH \qquad\qquad HOOC—CH_2CH_2—COOH$$

乙二酸(草酸)   丁二酸(琥珀酸)

$$HOOC—CH_2—\underset{\underset{CH_3}{|}}{CH}—COOH \qquad HOOC—\underset{\underset{COOH}{|}}{CH}—CH_2—\underset{\underset{CH_3}{|}}{CH}—COOH$$

2-甲基丁二酸   2-甲基-4-羧基戊二酸

3. 不饱和脂肪酸的命名。选择含羧基和不饱和键在内的最长碳链作主链，根据碳原子数称为"某烯酸"或"某炔酸"，把不饱和键的位置写在"某烯酸"或"某炔酸"之前。例如：

$$CH_2=CH—COOH \qquad\qquad CH_3CH=CHCOOH$$

丙烯酸   2-丁烯酸(巴豆酸)

4. 芳香酸和脂环酸的命名。可把芳环或脂环作为取代基来命名。例如：

对甲基环己基乙酸   苯甲酸   3-苯基丙烯酸

习惯上，许多羧酸还可以根据其来源而采用俗名。例如：

$$HCOOH \qquad\qquad CH_3COOH \qquad\qquad HOOC-COOH$$

甲酸（蚁酸）   乙酸（醋酸）   乙二酸（草酸）

$$HOOCCH_2CH_2COOH$$

丁二酸（琥珀酸）   苯甲酸   3-苯基丙烯酸

                     （安息香酸）   （肉桂酸）

二、羧酸的性质

（一）羧酸的物理性质

常温下，饱和一元羧酸中，甲酸、乙酸和丙酸为具有刺激性气味的无色液体，含有 4～9 个碳原子的羧酸是有恶臭气味的油状液体，含有 10 个以上碳原子的羧酸是没有气味的蜡状固体。二元羧酸和芳香酸都是结晶性固体。低级饱和一元羧酸能与水以任意比例互溶，随着相对分子质量的增加，水溶性减小；高级一元羧酸不溶于水，但能溶于有机溶剂，多元酸的水溶性大于有相同碳原子的一元酸。

饱和一元羧酸分子间由于氢键的作用而缔合成二聚体或多聚体，所以沸点比相对分子质量相同的醇高。例如：相对分子质量均为 46 的甲酸沸点为 100.7℃，乙醇为 78.5℃。

（二）羧酸的化学性质

羧酸的化学性质主要由官能团羧基决定。在羧基中，由于羰基和羟基的相互影响，使羧酸表现出既不同于醛、酮，也不同于醇、酚的一些特殊性质。

1. 酸性。

$$CH_3COOH \rightleftharpoons CH_3COO^- + H^+$$

醋酸是羧酸的代表物，醋酸具有的性质其他羧酸都具有。

羧酸有酸性，能与碱反应生成羧酸盐和水。

$$RCOOH + NaOH \longrightarrow RCOONa + H_2O$$

羧酸的酸性比碳酸的酸性强，因此羧酸能与碳酸钠或碳酸氢钠反应生成羧酸盐、水和 CO_2。由此可利用碳酸钠或碳酸氢钠溶液鉴别苯酚和羧酸。

$$2RCOOH + Na_2CO_3 \longrightarrow 2RCOONa + H_2O + CO_2 \uparrow$$

$$RCOOH + NaHCO_3 \longrightarrow RCOONa + H_2O + CO_2 \uparrow$$

羧酸的钠盐、钾盐和铵盐都易溶于水，制药工业中常把一些难溶于水的含羧基的药物制成易溶于水的盐，便于临床应用。如把含有羧基的难溶性青霉素 G 转化成青霉素 G 的钠盐或青霉素 G 的钾盐，供临床注射用。

2. 酯化反应。

羧酸与醇在无机酸（如 H_2SO_4）的催化作用下生成酯和水的反应称为酯化反应。酯化反应是羧酸分子中羧基上的羟基与醇分子中羟基上的氢原子结合成水，其余部分结合成酯。

酯化反应是可逆反应，其逆反应是水解反应。为了提高酯的产率，可增加某种反应物的浓度，或及时蒸出反应生成的酯或水，使平衡向生成物方向移动。

乙酸和乙醇在浓硫酸的催化作用下加热生成有香味的乙酸乙酯。

$$CH_3-\overset{O}{\overset{\|}{C}}-\boxed{OH+H}-O-CH_2-CH_3 \underset{\triangle}{\overset{浓H_2SO_4}{\rightleftharpoons}} CH_3-\overset{O}{\overset{\|}{C}}-O-CH_2-CH_3+H_2O$$

　　乙酸　　　　　　　　乙醇　　　　　　　　　　　乙酸乙酯

酯化反应通式：

$$R-\overset{O}{\overset{\|}{C}}-\boxed{OH+H}-O-R' \underset{\triangle}{\overset{浓H_2SO_4}{\longrightarrow}} R-\overset{O}{\overset{\|}{C}}-O-R'+H_2O$$

　　羧酸　　　　　　　　醇　　　　　　　　　　酯

羧酸分子去掉羧基上的羟基，剩余部分叫酰基 $\left[\ R{-}\overset{\overset{\displaystyle O}{\|}}{C}{-}\ \right]$。根据生成酰基的羧酸命名为"某酰基"。甲酸、乙酸和苯甲酸去掉羧基上的羟基后，分别为甲酰基、乙酰基和苯甲酰基。例如：

$$CH_3{-}\overset{\overset{\displaystyle O}{\|}}{C}{-}OH \qquad CH_3{-}\overset{\overset{\displaystyle O}{\|}}{C}{-}$$

乙酸　　　　　　　乙酰基　　　　　　苯甲酸　　　　　　苯甲酰基

由羧酸和醇发生酯化反应生成的酯通常称为羧酸酯。从结构上分析，酯可以看作是由酰基和烃氧基（醇去掉羟基上的氢原子后剩余的基团，表示为−OR）相连而形成的化合物。

羧酸酯的命名是根据其相应的羧酸和醇的名称，称为"某酸某酯"。例如：

$$CH_3{-}\overset{\overset{\displaystyle O}{\|}}{C}{-}OCH_3$$

乙酸甲酯　　　　　　　　　苯甲酸乙酯

低级酯为无色液体，高级酯为蜡状固体。酯一般比水轻，难溶于水，易溶于有机溶剂。低级酯存在于各种水果和花草中，具有芳香气味，如乙酸乙酯有苹果香味，乙酸异戊酯有香蕉气味等。

酯化反应里，羧酸分子中羧基上的羟基被其他原子或基团取代的产物称为羧酸衍生物。如果羟基分别被卤素（—X）、酰氧基（—OCOR）、烃氧基（—OR）、氨基（—NH$_2$）取代，则分别生成酰卤、酸酐、酯、酰胺，这些都是羧酸衍生物。

3. 脱羧反应。

羧酸分子脱去羧基放出二氧化碳的反应称为脱羧反应。一般条件下，一元羧酸的羧基比较稳定，不易发生脱羧反应，但羧基的 α 位或 β 位连有羧基时可以发生脱羧反应。

$$HOOC{-}COOH \xrightarrow{\triangle} HCOOH + CO_2\uparrow$$

$$HOOC{-}CH_2{-}COOH \xrightarrow{\triangle} CH_3COOH + CO_2\uparrow$$

一元羧酸的碱金属盐和碱石灰（NaOH/CaO）共热，可失去一分子的 CO_2 生成少一个碳原子的烃。这是实验室常用制备烷烃的方法。

$$CH_3{-}\overset{\overset{\displaystyle O}{\|}}{C}{-}ONa + NaOH \xrightarrow[\triangle]{NaOH+CaO} CH_4\uparrow + Na_2CO_3$$

在生物体内，羧酸在脱羧酶的作用下直接脱羧。脱羧反应是一类非常重要的生化反应，生物代谢所产生的二氧化碳就是羧酸在脱羧酶的作用下脱羧的结果。

4. 酸酐的生成。

羧酸（除甲酸外）在脱水剂（如乙酸酐、五氧化二磷等）作用下共热，两个羧酸的羧基间脱水生成酸酐。

$$CH_3-\overset{O}{\overset{\|}{C}}-OH + HO-\overset{O}{\overset{\|}{C}}-CH_3 \xrightarrow[\triangle]{P_2O_5} CH_3-\overset{O}{\overset{\|}{C}}-O-\overset{O}{\overset{\|}{C}}-CH_3 + H_2O$$

　　乙酸　　　　　乙酸　　　　　　　　　乙酐

酸酐分子中的 $-\overset{O}{\overset{\|}{O}}-O-\overset{O}{\overset{\|}{C}}-$ 叫酐键。

三、重要的羧酸

1. 甲酸（HCOOH）俗称蚁酸，存在于蜂类、蚁类等昆虫的分泌物中，是有刺激性气味的无色液体，有腐蚀性，可溶于水、乙醇和甘油。被蜂类或蚂蚁蜇伤后皮肤红肿和疼痛，就是由甲酸引起的，可用稀氨水涂敷止痛。12.5 g/L 甲酸溶液叫蚁精，在医学上可治疗风湿病。

　　甲酸是最简单的脂肪酸，其分子里既有羧基也有醛基（见图 7-1），因此它的性质与其他羧酸不同。在甲酸分子里羧基直接与氢原子相连，使得甲酸的酸性在脂肪酸同系物中最强；甲酸分子中有醛基，具有还原性，能发生银镜反应，也能使酸性高锰酸钾溶液褪色，利用此特性可把甲酸与其他羧酸鉴别开来。

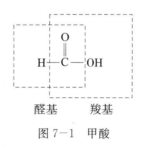

醛基　羧基

图 7-1　甲酸

2. 乙酸（CH_3COOH）俗称醋酸，是食醋的主要成分，一般食醋中含乙酸 3‰～5‰。乙酸为无色、有刺激性气味的液体。温度低于 16.6℃时，无水乙酸很容易凝结成冰状固体，故常把无水乙酸称为冰醋酸。乙酸能与水以任何比例混溶，也可溶于乙醇、乙醚和其他有机溶剂。

　　医药上用乙酸的稀溶液作消毒防腐剂，生活中常用"食醋消毒法"预防感冒。乙酸是常用的有机试剂，是染料、香料、塑料以及制药等工业不可缺少的原料。乙酸在动植物和微生物体内是重要的中间代谢产物，它与多种代谢途径相关。

3. 苯甲酸（⬡—COOH）最初是从安息香树胶中得到而俗称安息香酸，是无色晶体，微溶于冷水，易溶于热水、有机溶剂，受热易升华。

　　苯甲酸是重要的工业原料，对许多霉菌、酵母菌有抑制作用，毒性低，故其酒精溶液可作治疗癣病的外用药，其钠盐可作药品、食品和日常用品的防腐剂。

4. 乙二酸（HOOC—COOH）俗称草酸，是最简单的二元羧酸，常以盐的形式存在于草本植物的细胞壁中。它是无色、透明结晶，能溶于水或乙醇，不溶于乙醚。乙二酸对皮肤、黏膜均有刺激性和腐蚀作用。乙二酸能使血液中钙离子沉淀而引起心脏和循环系统障碍甚至虚脱，醋酸钙往往在肾脏析出造成肾结石。

乙二酸的酸性比一元羧酸强，也比其他饱和二元羧酸强。乙二酸具有酸的通性，能与碱发生中和，能使酸碱指示剂变色，能与碳酸根作用放出二氧化碳。

乙二酸还具有还原性，能使酸性高锰酸钾溶液褪色，并将高价锰离子还原成二价锰离子。乙二酸还可将高价铁盐还原成低价铁盐，所以可以用乙二酸溶液消除铁锈和蓝黑墨水的污迹。工业上也常用乙二酸作漂白剂，用以漂白麦草、硬脂酸等。

5. 丁二酸（$HOOCCH_2CH_2COOH$）俗名琥珀酸，琥珀是松脂的化石，含丁二酸8%左右。丁二酸为无色结晶，熔点 185～187℃，溶于水，微溶于乙醇、乙醚、丙酮等有机溶剂，加热易失水生成丁二酸酐。丁二酸存在于许多植物体内，也存在于动物的脑、肌肉和尿液中，是人体内糖、脂肪、蛋白质代谢的中间产物。丁二酸在医药上具有抗痉挛、祛痰及利尿作用。

6. 亚油酸（$CH_3(CH_2)_4CH=CHCH_2CH=CH(CH_2)_7COOH$），化学名称为 9，12-十八碳二烯酸，亚油酸以甘油酯的状态存在于大豆、亚麻仁、向日葵、核桃和棉籽等植物油中。

亚油酸具有降低人体内血浆中胆固醇的作用，临床上对某些冠心病患者采用亚油酸的复方制剂（如脉通、心脉乐等）作为降血脂药。

第二节　取代羧酸

羧酸分子中烃基上的氢原子被其他原子或原子团取代后生成的化合物称为取代羧酸，简称取代酸。取代酸根据取代基的不同分为羟基酸、氨基酸、酮酸、卤代酸等。本节只介绍羟基酸、酮酸。

一、羟基酸

（一）羟基酸的结构和分类

分子中含有羟基的羧酸叫羟基酸，即羧酸烃基上的氢原子被羟基取代的产物。根据羟基酸分子中羟基所连烃基不同，羟基酸可分为醇酸和酚酸。醇酸的羟基与脂肪烃基相连，酚酸的羟基与苯环相连。例如：

α-羟基丙酸(醇羧)　　　　邻羟基苯甲酸(酚酸)

（二）羟基酸的命名

1. 醇酸的命名是以羧酸为母体，羟基为取代基，用阿拉伯数字或希腊字母 α、β、γ、δ 等标明羟基位置，一些醇酸常用俗名。例如：

$$CH_3CHCOOH$$
$$\overset{|}{OH}$$
2-羟基丙酸
（乳酸）

$$HO-CH-COOH$$
$$\overset{|}{CH_2-COOH}$$
2-羟基丁二酸
（苹果酸）

$$HO-CH-COOH$$
$$\overset{|}{HO-CH-COOH}$$
2,3-二羟基丁二酸
（酒石酸）

$$CH_2-COOH$$
$$HO-\overset{|}{C}-COOH$$
$$\overset{|}{CH_2-COOH}$$
3-羟基-3-羧基戊二酸
（柠檬酸）

邻羟基苯甲酸
（水杨酸）

2. 酚酸的命名是以芳酸为母体，根据羟基在芳环上的位置给出相应的名称。

邻羟基苯甲酸   对羟基苯甲酸   间羟基苯甲酸

（三）羟基酸的性质

羟基酸多数是黏稠状液体或晶体，一般能溶于水，水溶性大于相应的脂肪酸、醇或酚。羟基酸含有羟基和羧基两种官能团，兼有酸和醇的性质。例如，羟基可酯化，可氧化成羰基；羧基具有酸性，可成盐、成酯；酚羟基可与氯化铁溶液显色等。由于分子中羟基与羧基的相互影响，羟基酸也表现出其特有的性质。

1. 酸性。由于分子中羟基的吸电子效应，醇酸的酸性比相应的羧酸强，而且羟基离羧基越近的酸性越强。例如：

$$CH_3CH_2COOH < \underset{\overset{|}{OH}}{CH_2CH_2COOH} < \underset{\overset{|}{OH}}{CH_3CHCOOH}$$

pK_a 　　　　　4.88　　　　　　4.51　　　　　　　3.87

酚的酸性与羟基在苯环上的位置有关。比相应的羧酸强，羟基在苯环上不同位置的酚酸酸性顺序为：邻位＞间位＞对位

pK_a　3.00　　　　　　　　4.12　　　　　　　　　4.17

2. 氧化反应。醇酸中的醇羟基比醇分子中的羟基易氧化。例如，稀硝酸不能氧化醇，却能氧化醇酸生成酮酸。

$$CH_3—CH—COOH \xrightarrow{\text{稀}HNO_3} CH_3—C—COOH$$
$$\underset{OH}{|} \qquad\qquad\qquad \underset{O}{\|}$$

乳酸   丙酮酸

$$\underset{CH_3—CH—CH_2—COOH}{\overset{OH}{|}} \xrightarrow{\text{稀}HNO_3} \underset{CH_3—C—CH_2—COOH}{\overset{O}{\|}} + H_2O$$

β-羟基丁酸   β-丁酮酸

人体代谢过程中，羟基酸是在脱氢酶的作用下氧化成酮酸。

3. 脱水反应。羟基酸对热较敏感，加热易脱水，产物因羟基与羧基的相对位置不同而不同，如 α-羟基酸可生成交酯，β-羟基酸可生成不饱和酸，γ-羟基酸和 δ-羟基酸则生成内酯。

（1）α-羟基酸受热发生两分子间脱水生成交酯。

$$CH_3—CH—O \dashv H \quad HO \vdash C=O$$
$$\qquad | \qquad\qquad\qquad + \qquad | \qquad\qquad \xrightarrow{\triangle}$$
$$O=C \dashv OH \quad H \vdash O—CH—CH_3$$

α-羟基丙酸

交内酯

（2）β-羟基酸受热时生成不饱和脂肪酸。

$$\underset{CH_3—CH—CH_2—COOH}{\overset{}{\underset{\overset{|}{OH}}{}}} \xrightarrow{\triangle} CH_3—CH=CH—COOH + H_2O$$

β-羟基丁酸   2-丁烯酸

（3）γ-羟基酸较易发生分子内失水而生成环状的内酯。因此，有些 γ-羟基酸只有变成盐后才是稳定的。有些 γ-羟基酸不易得到，是因为分子内立即失水而生成相对稳定的 γ-内酯。

$$\underset{CH_2—CH_2—CH_2—COOH}{\overset{}{\underset{\overset{|}{OH}}{}}} \xrightarrow{\triangle} \quad + H_2O$$

γ-羟基丁酸   γ-丁内酯

4. 脱羧反应。α-醇酸中羟基和羧基距离较近，羧基受羟基的影响，当α-醇酸与稀硫酸共热时，易分解脱羧，生成甲酸和醛或酮。如果与酸性高锰酸钾溶液反应，则生成的具有还原性的甲酸和醛也会被氧化。例如：

$$\underset{\text{OH}}{R-\underset{|}{C}H-COOH} \xrightarrow[\triangle]{\text{稀}H_2SO_4} RCHO + HCOOH$$

产生的醛继续被酸性高锰酸钾溶液氧化成羧酸。

$$\underset{\text{OH}}{R-\underset{|}{C}H-COOH} \xrightarrow{KMnO_4/H^+} RCHO + CO_2\uparrow + H_2O$$
$$\xrightarrow{} RCOOH$$

$$\underset{\underset{R'}{|}}{\overset{\overset{\text{OH}}{|}}{R-C-COOH}} \xrightarrow{KMnO_4/H^+} R-\overset{\overset{O}{\|}}{C}-R' + CO_2\uparrow + H_2O$$

酚酸的脱羧反应，羟基在羧基的邻、对位的酚酸，受热易发生脱羧反应生成酚。例如：

邻羟基苯甲酸　　　　　　　　　苯酚

5. 酚酸的显色反应。酚酸中有酚羟基，能与氯化铁溶液发生显色反应。如氯化铁溶液遇水杨酸显紫色。

（四）重要的羟基酸

1. α-羟基丙酸（$\underset{\text{OH}}{CH_3\underset{|}{C}HCOOH}$），又称 2-羟基丙酸，最初是从酸牛奶中得到，俗称乳酸。乳酸是肌肉中糖代谢的一种中间产物。人在剧烈活动时，糖通过无氧氧化成乳酸，同时释放能量以供急需，而肌肉中乳酸含量增加，肌肉会感觉酸胀。休息后，肌肉中的乳酸就转化为糖、二氧化碳和水，酸胀感消失。所以乳酸是人体中糖代谢的中间产物。

乳酸常温下为无色或淡黄色黏稠液体，熔点 18℃，有酸味，有很强的吸湿性，能与水、乙醇和甘油等混溶。乳酸分子中既有醇羟基也有羧基，能表现出醇和羧酸的某些性质，如弱酸性、还原性。乳酸钠是强碱弱酸盐，水解呈弱碱性，是临床上治疗酸中毒的药物。乳酸具有消毒、防腐作用，可作消毒防腐剂。其蒸气可用于空气消毒，预防流感等。乳酸钙是补钙药，用于治疗佝偻病等缺钙症。

乳酸分子中的羟基易被氧化。在人体中，乳酸发生脱氢氧化，生成丙酮酸。

$$\underset{CH_3-CH-COOH}{\overset{OH}{|}} \xrightarrow{-2H} \underset{CH_3-C-COOH}{\overset{O}{||}}$$

2. 酒石酸（ $\underset{HOOC-CH-CH-COOH}{\underset{\underset{OH\ \ OH}{|\ \ \ |}}{}}$ ），学名为 2，3-二羟基丁二酸，存在

于各种果汁中，葡萄中含量最丰富。在葡萄中以酸式盐形式存在，难溶于水和乙醇，在以葡萄为原料的酿酒过程中，生成的酒石酸氢钾以沉淀形式析出即为酒石，再与无机酸作用，生成游离的酒石酸，俗名由此而来。酒石酸是无色、透明晶体或结晶性粉末，熔点 170℃，易溶于水。酒石酸钾钠可配制斐林试剂，酒石酸锑钾也叫吐酒石，医药上用作催吐剂，也可用于治疗血吸虫病。

3. 苹果酸（ $\underset{HOOC-CH-CH_2-COOH}{\overset{\ \ \ \ \ }{|}}\underset{OH}{}$ ），学名 2-羟基丁二酸，最初由苹果中

分离得到，由此而得名。苹果酸为无色、针状结晶，易溶于水和乙醇，微溶于乙醚。苹果酸是体内糖代谢过程中的中间产物，在酶的催化下脱氢生成草酰乙酸。苹果酸可用于制药和食品工业。

$$\underset{OH}{\underset{|}{HOOC-CH-CH_2-COOH}} \xrightarrow{-2H} HOOC-\overset{O}{\overset{||}{C}}-CH_2-COOH$$

苹果酸 　　　　　　　　　　草酰乙酸

苹果酸的钠盐为白色粉末，易溶于水，可作为禁盐病人的食盐代用品。

4. 水杨酸（ 苯环-COOH -OH ），化学名为邻羟基苯甲酸，又名柳酸，存在于柳树、

水杨树及其他植物中。水杨酸是白色晶体，熔点 159℃，微溶于水，易溶于乙醚。水杨酸属酚酸，具有羧酸和酚的一般性质。

水杨酸具有杀菌防腐作用，可作外用消毒剂，因对肠胃有较强的刺激作用，不宜服用。水杨酸的各种衍生物可供药用。水杨酸是一种重要的外用防腐剂和杀虫剂，其乙醇溶液可治疗某些真菌感染而引起的皮肤病。水杨酸钠具有退热镇痛作用，对肠胃有刺激作用，所以不能内服。

水杨酸与乙酐在浓硫酸催化下生成乙酰水杨酸，俗名为阿司匹林，具有解热、镇痛和抗风湿作用，是内服的解热镇痛药。阿司匹林还用于治疗和预防心、脑血管疾病。

5. 柠檬酸（ $\underset{CH_2-COOH}{\underset{|}{HO-\overset{CH_2-COOH}{\overset{|}{C}}-COOH}}$ ），又称枸橼酸，化学名为 3-羟基-3-羧基戊

二酸，属多元酸，主要存在于柑橘果实中，以柠檬中含量最多。柠檬酸为透明结晶，易溶于水，有强的酸味。柠檬酸是人体内糖、脂肪和蛋白质代谢的中间产物，是糖有氧氧化过程中三羧酸循环的起始物。柠檬酸铁铵是常用补血药，用于治疗缺铁性贫血；柠檬酸钠有防止血液凝固的作用，常用作抗凝血剂。

二、酮酸

（一）酮酸的结构和分类

分子中含有羧基和酮基的化合物称为酮酸。根据羧基和酮基的相对位置不同，酮酸可分为 α、β、γ 等酮酸。

$$CH_3-\overset{\overset{\displaystyle O}{\|}}{C}-COOH \qquad CH_3CH_2-\overset{\overset{\displaystyle O}{\|}}{C}-COOH$$

$$\text{丙酮酸} \qquad\qquad\qquad\qquad \text{α-丁酮酸}$$

（二）酮酸的命名

以羧酸为母体，酮基为取代基，可用阿拉伯数字或希腊字母标明酮基及其他取代基的位置。例如：

$$CH_3-\overset{\overset{\displaystyle O}{\|}}{C}-COOH \qquad CH_3-\overset{\overset{\displaystyle O}{\|}}{C}-CH_2COOH \qquad HOOC-\overset{\overset{\displaystyle O}{\|}}{C}-CH_2-COOH$$

$$\text{丙酮酸} \qquad\qquad \text{β-丁酮酸} \qquad\qquad\qquad \text{α-丁酮二酸}$$
$$\text{(乙酰乙酸)} \qquad\qquad\qquad \text{(草酰乙酸)}$$

（三）酮酸的性质

酮酸分子中含有羧基和酮基，所以它既有羧酸的性质，又有酮的性质。此外，由于分子中酮基与羧基的相互影响，酮酸还表现出其特有性质。

1. 酸性。

由于酮基的存在，酮酸的酸性强于相应的醇酸，更强于相应的羧酸。例如：

$$CH_3-\overset{\overset{\displaystyle }{C}}{\underset{\underset{\displaystyle O}{\|}}{}}-COOH \quad > \quad CH_3-\underset{\underset{\displaystyle OH}{|}}{CH}-COOH \quad > \quad CH_3CH_2COOH$$

$$pK_a \qquad 2.49 \qquad\qquad\qquad 3.86 \qquad\qquad\qquad 4.88$$

2. 还原反应。酮酸分子中的羰基可以被还原为羟基。人体代谢中，酮酸还原是在酶催化下进行的。

$$CH_3-\overset{\overset{\displaystyle O}{\|}}{C}-COOH \xrightarrow[+2H]{\triangle} CH_3-\underset{\underset{\displaystyle OH}{|}}{CH}-COOH$$

$$\text{丙酮酸} \qquad\qquad\qquad\qquad \text{乳酸}$$

$$CH_3-\overset{\overset{\displaystyle O}{\|}}{C}-CH_2-COOH \xrightarrow[+2H]{\triangle} CH_3-\overset{\overset{\displaystyle OH}{|}}{C}H-CH_2-COOH$$

β-丁酮酸   β-羟基丁酸

3. 脱羧反应。α—酮酸、β—酮酸受热时发生脱羧反应。

生物体内丙酮酸在缺氧情况下，发生脱羧反应生成乙醛，后还原为乙醇。

$$CH_3-\overset{\overset{\displaystyle O}{\|}}{C}-COOH \xrightarrow[\triangle]{稀H_2SO_4} CH_3CHO + CO_2\uparrow$$
$$\longrightarrow CH_3CH_2OH$$

β—酮酸受热时更容易进行脱羧反应，这是由于酮基上氧原子吸电子的诱导效应和羰基氧与羧基氢形成分子内氢键的缘故。因此，β—酮酸只有在低温下稳定，高于室温则易发生脱羧反应。

$$CH_3-\overset{\overset{\displaystyle O}{\|}}{C}-CH_2-COOH \xrightarrow{\triangle} CH_3-\overset{\overset{\displaystyle O}{\|}}{C}-CH_3 + CO_2\uparrow$$

（四）重要的酮酸

1. 丙酮酸（ $CH_3-\overset{\overset{\displaystyle}{\underset{\underset{\displaystyle O}{\|}}{C}}}{}-COOH$ ）。

丙酮酸是最简单的酮酸，为无色、有刺激性气味的液体，易溶于水、乙醇和乙醚。丙酮酸是人体内糖、脂肪、蛋白质代谢的中间产物，在体内酶的催化作用下，易脱羧氧化成乙酸，也可被还原成乳酸。

$$CH_3COOH \xleftarrow{酶} CH_3-\overset{\overset{\displaystyle O}{\|}}{C}-COOH \underset{-2H}{\overset{+2H}{\rightleftharpoons}} CH_3-\overset{\overset{\displaystyle OH}{|}}{C}H-COOH$$

乙酸   丙酮酸   α-羟基丙酸(乳酸)

2. β—丁酮酸（ $CH_3-\overset{\overset{\displaystyle O}{\|}}{C}-CH_2-COOH$ ）。β—丁酮酸又名乙酰乙酸，纯净的为无色、黏稠液体，其酸性比乙酸强，是生物体内脂肪代谢的中间产物。在酶的催化下可还原成 β—羟基丁酸，还可脱羧生成丙酮。

$$CH_3-\overset{\overset{\displaystyle OH}{|}}{C}H-CH_2-COOH \underset{+2H}{\overset{-2H}{\rightleftharpoons}} CH_3-\overset{\overset{\displaystyle O}{\|}}{C}-CH_2-COOH \xrightarrow{酶} CH_3-\overset{\overset{\displaystyle O}{\|}}{C}-CH_3 + CO_2\uparrow$$

β-羟基丁酸   β-丁酮酸   丙酮

β—丁酮酸、β—羟基丁酸、丙酮三者合称为酮体。酮体本来是脂肪在体内氧化的正常产物，但在正常情况下能进一步氧化分解，因此血液中酮体只有少量存在（正常人血液中酮体含量小于 0.5 mmol/L）。糖尿病患者由于糖代谢发生障碍，脂肪代谢加速，血液和尿中酮体含量增加。酮体呈酸性，酮体含量增加可使血液的酸性增强，发生酸中毒，严重时可引起患者昏迷甚至死亡。因此，检查酮体含量有助于对疾病的诊断和治疗。

知识链接：

阿司匹林

早在公元前约 1550 年，古埃及就有柳树叶可以减轻疼痛的文字记录。1829 年，法国药剂师勒鲁首先从柳树皮中分离出柳苷，将柳苷水解后得到了柳酸，即水杨酸。化学家们认识到柳树叶、柳树皮的医疗作用在于水杨酸，从此，医生们开始给病人服用这种药，它的疗效很好。但水杨酸也有很严重的缺点——有刺激性的酸味，刺激口腔和胃黏膜。

1893 年，德国拜耳公司的化学家为了降低水杨酸给胃部带来的灼痛进行了改进，将水杨酸转化为酯，拜耳称之为"阿司匹林"（化学名为乙酰水杨酸）。事实证明，阿司匹林同样具有去痛效果，不久就成为世界上应用最广的镇痛剂。阿司匹林还可以退热并减轻由于创伤和风湿引起的肿胀。虽然它只能减轻关节炎的症状而无法根治，但却是治疗关节炎最重要的药物。阿司匹林是迄今知道的最安全的药物之一。

目标检测

一、名词解释

1. 羧酸　　2. 取代羧酸　　3. 酮体　　4. 脱羧反应　　5. 酮酸
6. 羟基酸　　7. 脱羧反应　　8. 酯化反应

二、填空题

1. 写出下列官能团或化合物的结构简式

羟基	醛基	酮基	羧基
＿＿＿＿	＿＿＿＿	＿＿＿＿	＿＿＿＿

草酸	乳酸	酒石酸	柠檬酸
＿＿＿＿	＿＿＿＿	＿＿＿＿	＿＿＿＿

2. 医学上把＿＿＿＿＿＿、＿＿＿＿＿＿、＿＿＿＿＿＿三者合称为酮体。三者的结构简式分别是＿＿＿＿＿＿＿、＿＿＿＿＿＿＿、＿＿＿＿＿＿＿。
血液中酮体含量升高，可使血液酸度＿＿＿＿＿，引起＿＿＿＿＿。

3. 羧酸分子中烃基上的＿＿＿＿＿原子被其他原子或＿＿＿＿＿取代后生成的化合物称为取代羧酸，重要的取代羧酸包括＿＿＿＿＿、＿＿＿＿＿、＿＿＿＿＿、＿＿＿＿＿。

4. 水杨酸化学名称为＿＿＿＿＿＿＿＿又称＿＿＿＿＿，由于分子中含有＿＿＿＿＿基，故遇 $FeCl_3$ 溶液呈＿＿＿＿＿色。乙酰水杨酸俗称＿＿＿＿＿＿，具有＿＿＿＿＿、＿＿＿＿＿

和_____作用，是_____药。

三、选择题

1. 羧酸的官能团是（　　）

A. —CHO　　　　B. —COOH　　　C. —OH　　　D. —COOR

2. 邻羟基苯甲酸的俗名是（　　）

A. 福尔马林　　　B. 阿司匹林　　　C. 石炭酸　　　D. 水杨酸

3. 下列物质中，既能发生酯化反应，又能发生银镜反应的是（　　）

A. 乙醛　　　　B. 乙醇　　　　C. 甲酸　　　　D. 乙酸

4. 下列化合物中不属于羧酸衍生物的是（　　）

A. 苯甲酰胺 $C_6H_5CONH_2$　　　B. $C_6H_5C(O)ONH_3$

C. C_6H_5COCl　　　D. $C_6H_5COCH_3$

5. 下列化合物中不属于取代羧酸的是（　　）

A. $CH_3COCOOH$　　　B. $CH_3CH(OH)COOH$

C. $CH_3CH(Cl)COOH$　　　D. CH_3COOH

6. 能发生脱羧反应的酸是（　　）

A. 甲酸　　　B. 乙酸　　　C. 乙醇　　　D. 乙二酸

7. 剧烈运动后，造成肌肉酸胀的物质是（　　）

A. 甲酸　　　B. 乙酸　　　C. 乳酸　　　D. 丙酮酸

8. 下列物质中不能使酸性高锰酸钾溶液褪色的是（　　）

A. 乙烯　　　B. 乙酸　　　C. 乙醛　　　D. 乙醇

9. 既能发生消去反应又能发生酯化反应的是（　　）

A. 乙醛　　　B. 乙醇　　　C. 甲酸　　　D. 乙酸

10. 下列物质中酸性最强的是（　　）

A. HCOOH　　　　B. CH_3COOH

C. HOOC—COOH　　　D. C_6H_5COOH

11. 不能将乙醇、乙酸和苯酚溶液鉴别开的一组试剂是（　　）

A. 金属钾和 Na_2CO_3 溶液　　　B. $KMnO_4$ 溶液和 $FeCl_3$ 溶液

C. 溴水和 Na_2CO_3　　　D. Na_2CO_3 和 $FeCl_3$ 溶液

12. 遇氯化铁溶液不呈现颜色的是（　　）

A. 水杨酸　　　B. 乙酰水杨酸　　　C. 间苯二酚　　　D. 邻甲酚

13. 下列反应属于酯化反应的是（　　）

A. 乙醇与浓硫酸共热 B. 乙酸与浓硫酸共热

C. 乙酸乙酯与浓硫酸共热 D. 乙酸、苯甲醇与浓硫酸共热

14. 下列物质既能与 NaOH 反应，也能与 $NaHCO_3$ 反应的是（　　）

A. 乙醇 B. 甘油 C. 乙酸 D. 苯酚

四、用系统命名法命名下列有机化合物

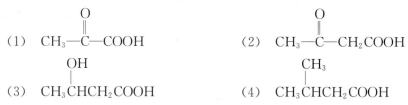

(1) $CH_3-\overset{O}{\underset{\|}{C}}-COOH$ (2) $CH_3-\overset{O}{\underset{\|}{C}}-CH_2COOH$

(3) $CH_3\overset{OH}{\underset{|}{C}HCH_2COOH}$ (4) $CH_3\overset{CH_3}{\underset{|}{C}HCH_2COOH}$

五、物质推断

1. 化合物 A（$C_4H_6O_3$）具有以下性质：①可与碳酸氢钠反应；②微热则放出二氧化碳气体生成化合物 B（C_3H_6O），B 可使亚硝酰铁氰化钠和氢氧化钠溶液显鲜红色；③在酶的作用下加氢生成化合物 C（$C_4H_8O_3$）。试写出 A、B、C 的结构式并命名。

2. 化合物 A 能发生银镜反应，将 A 氧化得 B，将 A 还原得 C，B 和 C 在浓硫酸存在下反应产生 D，D 也能发生银镜反应。判断 A、B、C、D 的结构简式。

第八章　胺和酰胺

含氮有机物是指分子中除碳氢以外还含氮的有机化合物。其种类很多，临床上许多药物都属于含氮有机物，如氨苄青霉素、盐酸普鲁卡因、对乙酰氨基酚和肾上腺素等。不同类型的含氮有机物具有不同的性质，有的是药物的主要成分，有些具有重要的生理功能，与人类生命活动密切相关。

第一节　胺

一、胺的分类和命名

胺可以看作是氨的烃基衍生物，即氨分子中的氢原子被烃基所取代后形成的化合物。

（一）胺的分类

1. 根据胺分子中氮原子上所连烃基的种类不同，胺可分为脂肪胺和芳香胺。氮原子与脂肪烃基直接相连的胺称为脂肪胺，氮原子与芳环直接相连的胺称为芳香胺。

CH_3NH_2

脂肪胺　　　　　　　　　　　　　　芳香胺

2. 根据胺分子中氮原子上所连的烃基数目不同，胺可分为伯胺（1°胺）、仲胺（2°胺）和叔胺（3°胺）。氮原子上连有一个烃基的胺为伯胺，连有两个烃基的胺为仲胺，连有三个烃基的胺为叔胺，它们的官能团分别是氨基（—NH_2）、亚氨基（—NH—）和次氨基或叔氮原子（ —N— ）。

伯胺（1°胺）　　仲胺（2°胺）　　　叔胺（3°胺）

胺的伯、仲、叔的含义和醇的伯、仲、叔的含义是不同的。伯、仲、叔醇是指其羟基分别与伯、仲、叔碳原子相连接，而伯、仲、叔胺是根据氮原子所连接的烃基数目确定的。如异丙醇和异丙胺，两者均有异丙基，但前者是仲醇，后者是伯胺。

异丙醇（仲醇）　　　　　　异丙胺（伯胺）

另外，"氨""胺"及"铵"字的用法也是不同的。"氨"用来表示气态氨或者氨基、亚氨基、次氨基等；"胺"用来表示氨的烃基衍生物，如甲胺；而"铵"用来表示 NH_4^+ 或其中的氢被羟基取代后的产物，如卤化铵、季铵盐、季铵碱。

3. 季铵类化合物。

铵盐（$NH_4^+B^-$）分子中的氮原子上连接的四个氢原子被烃基取代所形成的化合物称为季铵盐（$R_4N^+B^-$），其中 R 可以相同，也可以不同，B^- 代表酸根离子，如 $(CH_3)_4N^+Br^-$。$R_4N^+(OH)^-$ 为季铵碱，如 $(CH_3)_4N^+OH^-$。季铵盐和季铵碱统称为季铵类化合物。

4. 根据分子中所含氨基的数目不同，胺还可分为一元胺、二元胺和多元胺。例如：

$$CH_3—NH_2 \qquad\qquad H_2N—CH_2CH_2—NH_2$$
一元胺　　　　　　　　　二元胺

（二）胺的命名

1. 简单胺命名时，以胺为母体，烃基作为取代基，称为"某胺"。氮原子连有相同的羟基时，用"二""三"来表示烃基的数目。氮原子相连的烃基不同时，按照次序规则排列烃基。

$$CH_3CH_2NH_2 \qquad (CH_3)_2NH \qquad CH_3NHCH_2CH_3 \qquad N(CH_3)_3$$
乙胺　　　　　　二甲胺　　　　　　甲乙胺　　　　　　三甲胺

异丙胺　　　　二甲丙胺　　　　苯胺　　　　苯甲胺（苄胺）

2. 取代芳香胺、芳香仲胺和芳香叔胺命名时，以芳香胺为母体，其他基团作为取代基。取代基与氮原子直接相连时，取代基前冠以"N-"或"N，N-"来表示取代基的位置。例如：

邻甲苯胺　　　N-甲基苯胺　　　N，N-二甲基苯胺　　　N-甲基-N-乙基苯胺

3. 复杂胺命名时，将氨基作为取代基，烃基部分作为母体进行命名。例如：

$$CH_3CH_2-\overset{|CH_3}{CH}-\overset{|NH_2}{CH}-CH_3 \qquad CH_3CH_2-\overset{|NH_2}{CH}-CH_2CH_3$$

3-甲基-2-氨基戊烷　　　　　　　　　3-氨基戊烷

4. 季铵类化合物命名与无机铵盐及氢氧化物的命名相似。例如：

$$[(CH_3)_4N]^+Br^- \qquad\qquad [(CH_3)_3NCH_2CH_2OH]^+OH^-$$

溴化四甲基铵　　　　　　　氢氧化三甲基-β-羟乙基铵（胆碱）

二、胺的性质

（一）胺的物理性质

低级脂肪胺中的甲胺、二甲胺、三甲胺和乙胺在常温下是气体，其他的低级脂肪胺是易挥发性液体，十二碳以上的胺为固体。低级胺的气味与氨相似，三甲胺有鱼腥味，丁二胺（腐胺）和戊二胺（尸胺）具有动物尸腐的臭味，高级胺一般没有气味。低级胺具有较好的水溶性，这是因为氨基可以与水分子形成氢键。但随着碳原子数的增加，其水溶性减小，甚至不溶。胺的沸点比相对分子质量相近的烷烃高，但比相应的醇低。

芳香胺一般都是液体或固体，有难闻的气味，在水中的溶解度很小。芳香胺的毒性很大，如苯胺可因吸入或皮肤接触而致中毒，β-萘胺和联苯胺则是致癌物质。

（二）胺的化学性质

1. 碱性与氨相似。

胺在水中呈弱碱性。这是由于胺分子中氮原子上的孤对电子易接受水解离出的质子，使 OH^- 增加的缘故。

$$RNH_2+H_2O \Longrightarrow RNH_3^+ +OH^-$$

季铵碱是离子型化合物，是强碱，其碱性与氢氧化钠相当。各类胺的碱性强弱顺序大致如下：季铵碱＞脂肪胺＞氨＞芳香胺。

胺具有碱性，可与酸成盐。芳香胺碱性较弱，只能与强酸成盐。

$$\text{（苯胺）} + HCl \longrightarrow \text{（}\overset{+}{N}H_3Cl^-\text{）} \quad (\text{（}NH_2\cdot HCl\text{）})$$

氯化苯胺   盐酸苯胺

铵盐一般是固体，易溶于水，性质较胺稳定，无胺的难闻气味。由于铵盐为弱碱所形成的盐，遇强碱即游离出胺，所以可用来分离、提纯胺类。

在医药上常将难溶于水的胺类药物制成铵盐以增加其水溶性。例如，局部麻醉药普鲁卡因，因其在水中溶解度太小，常用其盐酸盐以方便制成注射剂使用。

2. 酰化反应。

伯胺和仲胺均能与酰氯（RCOCl）或酸酐作用生成酰胺。反应时，氨基氮原子上的氢原子被酰基取代，使胺分子中引入一个酰基。

$$\text{（苯基）}-NH_2+CH_3-\overset{O}{\overset{\|}{C}}-O-\overset{O}{\overset{\|}{C}}-CH_3 \longrightarrow \text{（苯基）}-NH-\overset{O}{\overset{\|}{C}}-CH_3+CH_3-\overset{O}{\overset{\|}{C}}-OH$$

$$\text{（苯基）}-NHCH_3+CH_3-\overset{O}{\overset{\|}{C}}-Cl \longrightarrow \text{（苯基）}-\underset{CH_3}{\overset{O}{\overset{\overset{\overset{\|}{C}}{}}{N}}}-CH_3+HCl$$

叔胺的氮原子上没有氢原子，不能发生酰化反应。

酰基化反应常用于胺类的分离、提纯和鉴别。在有机合成上用以保护芳环上活泼的氨基，使其在反应中免受破坏。

知识链接：

酰化反应在医药上的应用

在胺类药物分子中引入酰基后常可增加药物的脂溶性，利于机体的吸收，提高或延长疗效，并可降低毒性。如对羟基苯胺具有解热镇痛作用，因毒副作用强，不宜内服。其乙酰化产物对乙酰氨基酚，毒副作用降低，疗效增加，是一种优良的解热镇痛药。

3. 与亚硝酸的反应。

不同的胺与亚硝酸反应生成的产物不同，脂肪胺与芳香胺也有差别。亚硝酸不稳定，易分解，通常在反应过程中由亚硝酸钠与盐酸（或硫酸）作用制得。

（1）伯胺与亚硝酸的反应。脂肪伯胺在强酸存在下，与亚硝酸作用生成醇、烯和卤代烃等的混合物，并定量放出氮气。此反应常用于氨基酸和多肽的定量分析。

$$R-NH_2+HNO_2 \longrightarrow R-OH+N_2\uparrow+H_2O$$

芳香伯胺与亚硝酸在常温下的反应与脂肪伯胺相似，定量放出氮气。但在低温（<5℃）和强酸溶液中，反应生成重氮盐，这一反应称为重氮化反应，且芳香伯胺与亚硝酸钠反应系数比为1:1，可以用于芳香伯胺的含量测定。

$$\bigcirc\!\!-\!\!NH_2 \xrightarrow[0\sim5℃]{NaNO_2/HCl} \bigcirc\!\!-\!\!\overset{+}{N}\!\!\equiv\!\!N\ Cl^-$$

氯化重氮苯

重氮盐不稳定，加热至室温时，就会分解，生成酚并放出氮气。

$$C_6H_5N_2^+Cl^- + H_2O \xrightarrow{\triangle} C_6H_5OH + N_2\uparrow + HCl$$

（2）仲胺与亚硝酸的反应。脂肪仲胺和芳香仲胺与亚硝酸作用都生成 N－亚硝基化合物（简称亚硝胺）。

$$\begin{array}{c}R_1\\ \ \ \ \ NH\\R_2\end{array} + HO\!-\!N\!=\!O \longrightarrow \begin{array}{c}R_1\\ \ \ \ \ N\!-\!H\!=\!O\\R_2\end{array}$$

N－亚硝基化合物为中性、黄色、油状液体或固体，大多数不溶于水而溶于有机溶剂，可用来鉴别仲胺。

知识链接：

亚硝胺的危害

　　亚硝胺具有强烈的致癌作用，是不需要活化的直接致癌物，可引起动物多种组织和器官的肿瘤，并能通过胎盘和乳汁引发后代肿瘤。同时，亚硝胺还有致畸和致突变作用。人群中流行病学调查表明，人类的某些癌症如胃癌、食管癌、肝癌、结肠癌等都与亚硝胺有关。食物、化妆品、啤酒、香烟中都含有亚硝胺，尤其是在熏、腊食品中，含有大量的亚硝胺类物质。由于亚硝酸盐在胃肠道能与体内代谢产生的仲胺反应生成亚硝胺，长期食用亚硝酸盐含量高的食品，也会诱发癌症。

（3）叔胺与亚硝酸的反应。脂肪叔胺与亚硝酸作用生成不稳定的易溶于水的亚硝酸盐。该盐用强碱处理则重新析出叔胺。

$$R_3N + HNO_2 \longrightarrow [R_3NH]^+NO_2^- \xrightarrow{NaOH} R_3N + NaNO_2 + H_2O$$

芳香叔胺与亚硝酸发生芳环上的亲电取代反应，生成 C－亚硝基类化合物。若对位有取代基，亚硝基则进入邻位。

$$\bigcirc\!\!-\!\!N(CH_3)_2 + HNO_2 \longrightarrow O\!=\!N\!-\!\bigcirc\!\!-\!\!N(CH_3)_2 + H_2O$$

N，N－二甲基对亚硝基苯胺

N，N－二甲基对亚硝基苯胺在强酸性溶液中呈橘黄色，在碱性溶液中显翠绿色。综上所述，伯胺、仲胺和叔胺与亚硝酸反应生成的产物不同，现象有明显差异，可用来鉴别三类不同的胺。

三、重要的胺

1. 苯胺。最初由煤焦油中分离得到，纯净的苯胺为无色、油状液体，沸点是184.4℃，具有特殊气味，微溶于水，易溶于有机溶剂。长时间放置的苯胺易被氧化而变成褐色。苯胺有毒，能透过皮肤或吸入蒸气而使人中毒，当空气中的浓度达到百万分之一时，几小时后就会出现中毒症状，使人头晕、皮肤苍白、全身无力。苯胺溶液中加入溴水立即生成 2，4，6－三溴苯胺白色沉淀，常用此反应来鉴别苯胺的存在。

$$NH_2 —\!\!\bigcirc\ +3Br_2 \longrightarrow \quad \text{(2,4,6-三溴苯胺)} \quad \downarrow\ +3HBr$$

2. 苯扎溴铵（新洁尔灭）。化学名为溴化二甲基十二烷基苄铵，简称溴化苄烷铵，属季铵盐类。其通式如下：

$$\left[\bigcirc\!—CH_2—\overset{\underset{\displaystyle CH_3}{\displaystyle CH_3}}{N}—C_{12}H_{25}\right]^{+} Br^{-}$$

苯扎溴铵常温下为微黄色、黏稠状液体，吸湿性强，易溶于水，芳香而味苦，无刺激性，水溶液呈碱性。由于分子中既含有疏水的烷基，又含亲水的季铵离子，所以是一种表面活性物质，在水溶液中可以降低溶液表面张力，乳化脂肪，起到去污清洁作用。它又能渗入细菌内部，引起细胞破裂或溶解，起到抑菌或杀菌的作用。临床上常以 1∶2000～1∶1000 的稀释液用于皮肤、黏膜、创面、手术器械和术前的消毒。

3. 胆碱和乙酰胆碱。胆碱最初是在胆汁中发现的，且具有碱性，故称为胆碱。胆碱化学名为氢氧化三甲基 β－羟乙基铵，为白色结晶，吸湿性强，易溶于水和乙醇，不溶于氯仿和乙醚等非极性溶剂。胆碱广泛分布于生物体内，脑组织和蛋黄中含量较高，为卵磷脂的组成成分，在体内参与脂肪代谢，有抗脂肪肝的作用。

乙酰胆碱是胆碱分子中羟基上的氢原子被乙酰基取代生成的产物。乙酰胆碱具有重要的生理作用，是一种神经递质。

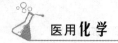医用化学

第二节　酰胺

一、酰胺的结构和命名

（一）酰胺的结构

酰胺可以看成是羧酸分子中羧基上的羟基被氨基或烃氨基取代的产物。也可以看作是氨或胺分子中氮原子上的氢原子被酰基取代后生成的化合物。酰胺的通式可表示为：

$$(Ar)R-\overset{\overset{\displaystyle O}{\|}}{C}-\overset{\overset{\displaystyle H(R_1,Ar_1)}{}}{N}-H(R_2,Ar_2)$$

（二）酰胺的命名

简单酰胺的命名是在酰基的名称后面加"胺"字，称为"某酰胺"。

$$CH_3-\overset{\overset{\displaystyle O}{\|}}{C}-NH_2 \qquad \overset{\overset{\displaystyle O}{\|}}{C}-NH_2 \qquad \overset{\overset{\displaystyle O}{\|}}{C}-NH_2$$

乙酰胺　　　　　　　苯甲酰胺　　　　　　邻甲基苯甲酰胺

酰胺分子中氮原子上连有取代基时，则将取代基放在酰胺名称前面，并冠以"N–"或"N，N–"，以表示取代基与氮原子直接相连。

$$CH_3-\overset{\overset{\displaystyle O}{\|}}{C}-N(CH_3)_2 \qquad C_6H_5-\overset{\overset{\displaystyle O}{\|}}{C}-NHCH_3 \qquad C_6H_5-NH-\overset{\overset{\displaystyle O}{\|}}{C}-CH_3$$

N，N–二甲基乙酰胺　　　N–甲基苯甲酰胺　　　　　　N–苯基乙酰胺

二、酰胺的性质

（一）物理性质

酰胺中只有甲酰胺在常温下为液体，其余的多为白色结晶。酰胺的熔点和沸点比相应的羧酸高。这是由于酰胺分子之间可以通过氮原子上的氢形成氢键，发生缔合。低级酰胺易溶于水，但随着相对分子质量增大，溶解度逐渐降低。酰胺在水溶液中显中性。

（二）化学性质

1. 酸碱性。酰胺一般是中性化合物，仅在强酸、强碱条件下显示出弱碱性或弱酸性。当氮原子上的氢原子被两个酰基取代而生成酰亚胺时，则表现出明显的酸性。如邻苯二甲酰亚胺可与 NaOH 水溶液成盐。

$$\text{邻苯二甲酰亚胺} - NH + NaOH \longrightarrow N^-Na^+ + H_2O$$

2. 酰胺在强酸、强碱或酶的催化下可以发生水解，加热可以加快水解。

$$R-\overset{O}{\underset{\|}{C}}-NH_2 + H_2O \xrightarrow[\substack{OH^- \\ \text{酶}}]{H^+} \begin{cases} RCOOH + NH_4^+ \\ RCOO^- + NH_3 \\ RCOOH + NH_3 \end{cases}$$

3. 与亚硝酸反应。伯酰胺可与亚硝酸作用，生成同数碳原子的羧酸，并放出氮气。

$$R-\overset{O}{\underset{\|}{C}}-NH_2 + HNO_2 \longrightarrow RCOOH + N_2\uparrow + H_2O$$

三、重要的酰胺及其衍生物

1. 尿素简称脲，是人和哺乳动物体内蛋白质的代谢产物之一，存在于尿液中，故名尿素。成人每天排出尿素 25～30 g。在结构上尿素可以看作碳酸分子中的两个羟基被氨基取代而形成的化合物，也称为碳酰二胺。

$$HO-\overset{O}{\underset{\|}{C}}-OH \qquad H_2N-\overset{O}{\underset{\|}{C}}-NH_2$$
碳酸　　　　　　碳酰二胺

尿素为白色结晶，熔点 133℃，易溶于水和乙醇。尿素除具有酰胺的一般通性外，因其结构上的特点，又具有以下特性。

（1）碱性。尿素具有弱碱性，能与强酸生成盐，其硝酸盐和草酸盐难溶于水，易结晶，借此可以从尿液中提取尿素，也可利用此反应鉴别尿素。

$$H_2N-\overset{O}{\underset{\|}{C}}-NH_2 + HNO_3 \longrightarrow H_2N-\overset{O}{\underset{\|}{C}}-NH_2 \cdot HNO_3\downarrow$$

（2）水解反应。尿素在酸、碱或尿素酶的催化下水解，生成二氧化碳、氨或铵。

$$H_2N-\overset{O}{\underset{\|}{C}}-NH_2 + H_2O \longrightarrow CO_2\uparrow + NH_3\uparrow + H_2O$$

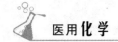

（3）与亚硝酸反应。尿素与亚硝酸的反应和伯胺与亚硝酸的反应相似，生成碳酸并定量放出氮气。通过测量氮气的体积，可定量测定溶液中尿素的含量。同时，这个反应也常用来破坏和除去亚硝酸。

$$H_2N-\overset{\overset{\displaystyle O}{\|}}{C}-NH_2 + 2HNO_2 \longrightarrow CO_2\uparrow + 2N_2\uparrow + 3H_2O$$

（4）缩二脲的生成和缩二脲反应。将尿素加热到 150～160℃，两分子尿素发生缩合反应，脱去一分子氨，生成缩二脲。

$$H_2N-\overset{\overset{\displaystyle O}{\|}}{C}-NH_2 + H-NH-\overset{\overset{\displaystyle O}{\|}}{C}-NH_2 \xrightarrow{150\sim106℃} H_2N-\overset{\overset{\displaystyle O}{\|}}{C}-NH-\overset{\overset{\displaystyle O}{\|}}{C}-NH_2 + NH_3\uparrow$$

缩二脲是白色结晶，熔点为 190℃，难溶于水，能溶于碱液中。在缩二脲碱性溶液中，滴加微量稀硫酸铜溶液，即显紫红色，这种特殊的颜色反应称为缩二脲反应。凡分子中含有两个或两个以上酰胺键的化合物都可发生这种颜色反应，因此常用缩二脲反应鉴别多肽和蛋白质。

2. 丙二酰脲是脲和丙二酰氯或丙二酸酯通过酰化反应而生成的化合物。丙二酰脲是无色结晶，熔点 245℃，微溶于水。它的分子中有一个活泼的亚甲基和两个酰亚胺基，存在酮式和烯醇式的互变异构现象。

酮式　　　　　　　烯醇式

烯醇式显示较强的酸性（$pK_a = 3.98$，25℃），所以又称为巴比妥酸。丙二酰脲本身无药理作用，但亚甲基上的两个氢原子被烃基取代后的许多衍生物是一类重要的镇静安眠药，称为巴比妥类药物。其通式为：

巴比妥　　　$R = R' = -C_2H_5$

苯巴比妥　　$R = -C_2H_5, R' = -C_6H_5$

异戊巴比妥　$R = -C_2H_5, R' = -CH_2CH_2CH(CH_3)_2$

由于其酮式和烯醇式互变异构体的存在，该类药物在溶液中呈现弱酸性，能够生成盐。钠盐易溶于水，可制成注射剂用于临床。

生化检验中用巴比妥酸及其钠盐配制成缓冲溶液。

知识链接：

磺胺类药物

磺胺类药物的基本结构是对氨基苯磺酰胺（$H_2N-\langle\overset{4}{}\rangle-SO_2\overset{1}{N}H_2$），简称磺胺。磺胺是 1935 年问世的第一个用于治疗全身性细菌感染的特效药物，开创了化学治疗的先河。磺胺有抑菌作用，但副作用较大，现仅供外用。目前使用的磺胺类药物都是对磺胺结构修饰后的化合物。对磺胺结构的研究发现，当 N_1 上的氢原子被某些杂环基团取代后，将不同程度地增强其抑菌作用，有较好的疗效和较低的毒性；当 N_4 上的氢原子被其他基团取代后，其抑菌作用减弱甚至丧失疗效，但这些 N_4 取代物若在体内分解，恢复原来的游离氨基，仍能发挥抑菌作用。磺胺类药物抗菌谱广，抑菌效果好，其机制是磺胺类药物和细菌生长需要的对氨基苯甲酸在结构、分子大小和电荷分布上极其相似，产生竞争性抑制作用，干扰了细菌对氨基苯甲酸的利用，从而抑制细菌的生长。

目标检测

一、填空题

1. 根据胺分子中氮原子上所连烃基的种类不同，胺可分为_____和_____。

2. 伯胺的通式是_____，仲胺的官能团是_____；不能发生酰化反应的胺是_____。

3. 胺在水中呈_____；季铵碱属于_____，是强碱。

4. 尿素从结构上可以看作是碳酸分子中的两个_____分别被两个_____取代后生成的化合物。尿素呈_____性，与草酸反应，生成_____水的化合物。

5. 尿素在尿素酶的作用下水解为_____、_____。

6. 尿素加热缩合的产物为（写结构式）_____，此产物在 NaOH 溶液中与 $CuSO_4$ 试剂作用的颜色为_____。

7. 化合物乙胺、苯胺、氨、氢氧化四甲铵碱性由强到弱的顺序是_____。

二、选择题

1. 下列物质不能与溴水反应的是（   ）

A. 苯胺　　　　　B. 苯酚　　　　　C. 硬脂酸　　　　　D. 亚油酸

2. 下列化合物属于伯胺的是（   ）

A. 乙胺　　　　　B. 二乙胺　　　　　C. 三乙胺　　　　　D. N-乙基苯胺

3. 胆碱属于（   ）

A. 伯胺　　　　　B. 仲胺　　　　　C. 叔胺　　　　　D. 季铵碱

4. 下列化合物中，碱性最弱的是（   ）

A. 苯胺   B. 氨   C. 丙胺   D. 胆碱

5. 下列化合物不能发生酰化反应的是（   ）

A. 甲胺   B. 二甲胺   C. 三甲胺   D. N-甲基苯胺

6. 下列化合物在低温下和亚硝酸反应能得到重氮盐的是（   ）

A. 脂肪族伯胺   B. 脂肪族仲胺   C. 脂肪族叔胺   D. 芳香族伯胺

7. 与亚硝酸反应产生黄色油状物的化合物是（   ）

A. CH_3NH_2 B. $(CH_3)_2NH$ C. $(CH_3)_3N$ D. $CH_3CH_2NH_2$

8. 关于苯胺的性质叙述不正确的是（   ）

A. 易被空气中的氧氧化   B. 能与盐酸作用生成季铵盐

C. 能与酰氯或酸酐反应生成酰胺   D. 能与溴水作用产生白色沉淀

9. 能发生水解反应的化合物是（   ）

A. 苯甲胺   B. 邻甲苯胺   C. 胆碱   D. 乙酰苯胺

三、命名下列化合物或写出结构式

1. 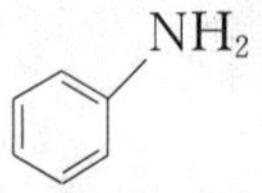 [苯环-NH₂结构式]   2. $N(CH_3)_3$ 3. $CH_3-\overset{\overset{\displaystyle CH_3}{|}}{CH}-NH_2$ 4. 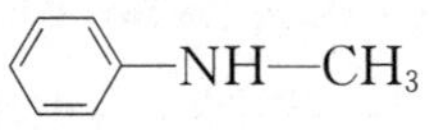 [苯环-NH-CH₃结构式]

5. 对甲基苯胺   6. 尿素   7. 苯甲酰胺   8. 邻甲基苯甲酰胺

四、用化学方法鉴别下列两组化合物

1. 邻甲苯胺、N-甲基苯胺、苯甲酸、水杨酸。

2. 苯甲醇、苯甲醛、苯酚、苯。

第九章 营养物质

第一节 脂 类

学习目标

1. 了解油脂、磷脂、甾族化合物的基本结构，重要的甘油磷脂在生理上的作用，医学上常见的甾族化合物；

2. 掌握油脂的性质。

脂类是广泛存在于人体和动植物组织中的一类易溶于有机溶剂而不溶于水的重要有机化合物。脂类包括油脂和类脂。油脂（油和脂肪）是甘油和高级脂肪酸生成的酯。类脂是结构或理化性质类似油脂的物质，主要包括磷脂、糖脂、蜡和甾族化合物。脂类化合物的共同特征是：难溶于水而易溶于乙醚、氯仿、丙酮、苯等有机溶剂；都能被生物体所利用，是构成生物体的重要成分。

脂类在生物体内具有非常重要的意义。脂肪在体内氧化时放出大量热量，作为能源的储备物；它在脏器周围能保护内脏免受外力撞伤；在皮下有保温作用。脂肪还是维生素 A、D、E 和 K 等许多活性物质的良好溶剂。类脂是组织细胞的重要成分，它们在细胞内和蛋白质结合在一起形成脂蛋白，构成细胞的各种膜，如细胞膜和线粒体膜等。

一、油脂

油脂是油和脂肪的总称。常温下呈液态的称为油，如大豆油、芝麻油、橄榄油等；常温下呈固态的称脂肪，如猪油、牛油等。

（一）油脂的组成和结构

如图 9-1 所示，从化学结构上分析，油脂是高级脂肪酸的甘油酯，由一分子甘油和三分子高级脂肪酸通过酯化反应生成，又称三酰甘油，医学上常称甘油三酯。三分子的高级脂肪酸可以相同，也可以不同。相同则称为单三酰甘油，不同则称为混三酰甘油。实际上，天然油脂大多为混三酰甘油组成的混合物，因此无固定的熔点和沸点。

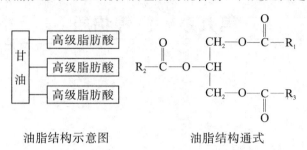

油脂结构示意图　　　　　油脂结构通式

图9-1　油脂

组成油脂的脂肪酸种类繁多，多数为含偶数碳原子的直链高级脂肪酸，有饱和脂肪酸和不饱和脂肪酸，其饱和程度对油脂的熔点有较大影响。通常，饱和程度越大，熔点越高。常温下，含较多不饱和脂肪酸的甘油酯一般呈液态，而含较多饱和脂肪酸的甘油酯一般呈固态。其中 C_{16} 和 C_{18} 脂肪酸最为常见，油脂中的脂肪酸常用俗名，见表9-1。

表9-1　油脂中常见的脂肪酸

名称	结构简式	熔点（℃）	来源
软脂酸（十六碳酸）	$C_{15}H_{31}COOH$	61.3	猪油、牛油
硬脂酸（十八碳酸）	$C_{17}H_{35}COOH$	69.6	猪油、牛油
油酸（9-十八碳烯酸）	$C_{17}H_{33}COOH$	13.4	橄榄油
亚油酸（9，12-十八碳二烯酸）	$C_{17}H_{31}COOH$	-5	大豆油、玉米油
亚麻酸（9，12，15-十八碳三烯酸）	$C_{17}H_{29}COOH$	-11	亚麻油、玉米油
花生四烯酸（5，8，11，14-二十碳四烯酸）	$C_{19}H_{31}COOH$	-49.5	亚麻油、玉米油
EPA（3，6，9，12，15-二十碳五烯酸）	$C_{19}H_{29}COOH$	-54.5	深海鱼油
DHA（3，6，9，15，18-二十二碳六烯酸）	$C_{21}H_{31}COOH$	-44.5	深海鱼油

多数脂肪酸在人体内可通过代谢合成，但对含双键较多的亚油酸、亚麻酸、花生四烯酸等生理活动不可或缺的脂肪酸不能合成或合成量太少，只能通过食物获取，这类脂肪酸称为必需脂肪酸。食物中的必需脂肪酸含量越高，其营养价值也越高。食物中必需脂肪酸最好的来源是植物油类和海产鱼类。

知识链接：

脂肪酸与健康

近年来科学家发现高血脂、高血压、糖尿病、冠心病、心脑血管等疾病的发生，与饱和脂肪酸摄入过量密切相关。适量摄入不饱和脂肪酸可以有效预防和减少以上疾病的发生。亚油酸和亚麻酸多存在于植物油中。研究发现，茶油中亚油酸和亚麻酸的比例约为 4:1，此比例对上述疾病有较明显的预防、治疗和遏制作用。因此茶油被认为是油中之王，又称长寿油。

从海洋鱼类油脂中分离出的二十碳五烯酸（EPA）和二十二碳六烯酸（DHA）具有保健作用。EPA 具有降低心肌梗死发病率、降低血液黏度、抗动脉粥样硬化、抗血栓等作用。DHA 被誉为"脑黄金"，是大脑和视网膜的重要构成成分，对老年性痴呆症、高血脂有较好的疗效。

（二）油脂的性质

纯净的油脂为无色、无味、无臭的物质，但因溶有维生素、色素等而带有颜色和特殊的气味。油脂密度在 $0.9 \sim 0.95$ g/mL，且难溶于水，易溶于乙醚、丙酮、氯仿等有机溶剂，可利用这一性质提取动植物组织中的油脂。油脂黏度较大，有明显的油腻感。

油脂属于酯类，具有酯的一般性质，可以发生水解反应。由于不饱和油脂具有烯烃的典型性质，因此还可以发生加成反应和氧化反应。

1. 水解反应。油脂在酸（如稀硫酸）或酶的作用下发生水解反应，该反应可逆，生成 1 分子甘油和 3 分子高级脂肪酸。

$$
\begin{array}{l}
CH_2O-\overset{O}{\overset{\|}{C}}-R_1 \\
CHO-\overset{O}{\overset{\|}{C}}-R_2 \quad + \quad 3H_2O \xrightleftharpoons[]{\text{酸或酶}} \\
CH_2O-\overset{O}{\overset{\|}{C}}-R_3
\end{array}
\quad
\begin{array}{l}
CH_2OH \quad R_1COOH \\
CHOH \quad + \quad R_2COOH \\
CH_2OH \quad R_3COOH
\end{array}
$$

但在碱性条件下发生不可逆的水解反应，生成 1 分子甘油和 3 分子高级脂肪酸盐。这种高级脂肪酸盐经加工成形后就是肥皂。油脂在碱性条件下的水解反应又叫作皂化反应。由高级脂肪酸钠盐组成的肥皂叫钠皂，是常用的普通肥皂。由高级脂肪酸钾盐组成的肥皂叫钾皂，又称软皂，是医药上常用的灌肠剂和乳化剂。

$$
\begin{array}{l}
CH_2-O-\overset{O}{\overset{\|}{C}}-R_1 \\
CH-O-\overset{O}{\overset{\|}{C}}-R_2 \quad + \quad 3NaOH \xrightarrow{\triangle} \\
CH_2-O-\overset{O}{\overset{\|}{C}}-R_3
\end{array}
\quad
\begin{array}{l}
CH_2-OH \quad R_1COONa \\
CH-OH \quad + \quad R_2COONa \\
CH_2-OH \quad R_3COONa
\end{array}
$$

1 g 油脂完全皂化所需氢氧化钾的毫克数称为皂化值。皂化值与油脂的平均相对分子质量成反比。皂化值越大，油脂的平均相对分子质量越小。皂化值是衡量油脂质量的指标之一。

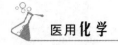

知识链接：

肥皂的妙用

消除卫生间异味，空气清新剂、芳香剂是不少家庭的必备品。实际上，这些化工合成的清洁用品除臭功能不但不好，还会危害身体。想要用更健康的方法消除异味，可以用香皂或肥皂水，其释放的游离碱可吸收臭味中的硫化氢，起到酸碱中和的作用，从根本上消除臭味，而且对人体无毒副作用。

此外，由于饮食不当引起不适（食物中毒）时，可饮肥皂水催吐；蚊虫叮咬后，可涂肥皂水止痒；烫伤时，涂抹肥皂水可缓解疼痛，保护皮肤。

2. 加成反应。不饱和油脂由于分子中含有碳碳双键，可与氢气、卤素等发生加成反应。

（1）加氢：在催化剂作用下，不饱和油脂与氢气作用转化成饱和油脂，称为油脂的氢化。通过加氢反应可以使液态油转变为固态脂肪，因此该过程又叫油脂的硬化，这样制得的油脂称为人造脂肪（硬化油）。硬化油性质稳定，不易变质，便于运输，可作为工业制肥皂、甘油、脂肪酸的原料。

（2）加碘：不饱和油脂能与碘发生加成反应。将 100 g 油脂所能吸收碘的克数称为碘值。碘值越大，表示油脂的不饱和程度越高。碘值是衡量油脂质量的另一个指标。长期食用低碘值的油脂，易引起动脉血管硬化和心脏病。

3. 油脂的酸败。油脂在空气中长时间放置易被氧化，颜色加深而产生难闻的气味，这种变化称为油脂的酸败。这是由于油脂在氧气、光、热、水及微生物的作用下，不饱和油脂发生氧化、水解等反应，生成低级醛、酮、羧酸的混合物，因此会产生难闻的气味。油脂的酸败程度可用酸值来表示。中和 1 g 油脂中游离脂肪酸所需氢氧化钾的毫克数称为酸值。酸值越大，说明油脂酸败程度越大。通常酸值在 6.0 以上的油脂不宜食用。为防止酸败，需要将油脂在低温、避光的密闭容器中保存。

二、磷脂

磷脂广泛分布于动植物体组织中，是构成细胞的重要部分，它是一类含有磷酸基团的高级脂肪酸酯。按照分子中醇的不同，磷脂有多种，由甘油构成的磷脂称为甘油磷脂，其结构和性质与油脂相似。结构示意如图 9-2 所示。

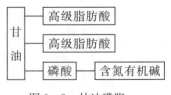

图 9-2 甘油磷脂

（一）磷脂酸

甘油磷脂又称为磷酸甘油酯，其母体结构是磷脂酸，即一分子甘油与二分子脂肪酸和一分子磷酸通过酯键结合而成的化合物。通常，R_1 为饱和脂肪烃基，R_2 为不饱和脂肪烃基，通式如下：

$$
\begin{array}{c}
\quad\quad\quad\quad O \\
\quad\quad\quad\quad \parallel \\
\quad\quad CH_2-O-C-R_1 \\
O\quad\quad\quad\quad \\
\parallel\quad\quad\quad\quad \\
R_2-C-O-CH \\
\quad\quad\quad\quad O \\
\quad\quad\quad\quad \parallel \\
\quad\quad CH_2-O-P-OH \\
\quad\quad\quad\quad\vert \\
\quad\quad\quad\quad OH
\end{array}
$$

磷脂酸中的磷酸与其他物质结合，可得到各种不同的甘油磷脂，比较常见的有卵磷脂和脑磷脂。

（二）重要的甘油磷脂

1. 卵磷脂又称磷脂酰胆碱，是由磷脂酸分子中的磷酸与胆碱中的羟基酯化而成的化合物，通式如下：

$$
\begin{array}{c}
\quad\quad\quad\quad O \\
\quad\quad\quad\quad \parallel \\
\quad\quad CH_2-O-C-R_1 \\
O\quad\quad\quad\quad \\
\parallel\quad\quad\quad\quad \\
R_2-C-O-CH \\
\quad\quad\quad\quad O \\
\quad\quad\quad\quad \parallel \\
\quad\quad CH_2-O-P-O-CH_2-CH_2-\overset{+}{N}(CH_3)_3 \\
\quad\quad\quad\quad\vert \\
\quad\quad\quad\quad O
\end{array}
$$

纯的卵磷脂为白色蜡状固体，吸水性强。在空气中放置，分子中的不饱和脂肪酸被氧化，将生成黄色或棕色的过氧化物。卵磷脂不溶于水和丙酮，易溶于乙醚、乙醇及氯仿。卵磷脂存在脑和神经组织及植物的种子中，在卵黄中含量丰富。卵磷脂与脂肪的代谢密切相关，有助于肝中脂肪的运输，是抗脂肪肝的常用药物。

卵磷脂完全水解可得到甘油、脂肪酸、磷酸和胆碱 4 种水解产物。常见的脂肪酸有软脂酸、硬脂酸、油酸、亚油酸、亚麻酸和花生四烯酸等。

胆碱属于季铵碱类，其碱性强度和 NaOH 相似。卵磷脂与体内的脂肪代谢密切相关，能够促进油脂很快生成磷脂，因此可以防止脂肪在肝内大量蓄积形成脂肪肝。

2. 脑磷脂又称为磷脂酰胆胺，是由磷脂酸分子中的磷酸与胆胺（乙醇胺）中的羟基酯化而成的化合物，通式如下：

$$
\begin{array}{c}
\quad\quad\quad\quad O \\
\quad\quad\quad\quad \parallel \\
\quad\quad CH_2-O-C-R_1 \\
O\quad\quad\quad\quad \\
\parallel\quad\quad\quad\quad \\
R_2-C-O-CH \\
\quad\quad\quad\quad O \\
\quad\quad\quad\quad \parallel \\
\quad\quad CH_2-O-P-O-CH_2-CH_2-\overset{+}{N}H_3 \\
\quad\quad\quad\quad\vert \\
\quad\quad\quad\quad O
\end{array}
$$

脑磷脂的结构和理化性质与卵磷脂相似，在空气中放置易变棕黄色。脑磷脂易溶于乙醚，难溶于丙酮，与卵磷脂不同的是难溶于冷乙醚中，由此可分离卵磷脂和脑磷脂。

脑磷脂通常与卵磷脂共存于脑、神经组织和许多组织器官中，在蛋黄和大豆中含量也较丰富。脑磷脂与血液凝固有关，存在于血小板内，具有促进血液凝固的作用。

脑磷脂完全水解时，可得到甘油、脂肪酸、磷酸和胆胺。

三、甾族化合物

甾族化合物是一类重要的天然产物，广泛地存在于动植物组织中。例如存在于动物体内的胆甾醇、胆汁酸、维生素D、肾上腺皮质激素和性激素；存在于植物中的强心苷和甾族生物碱等。它们在生理活动中都起着十分重要的作用。例如，肾上腺皮质激素对人体的盐代谢和糖代谢有很大的作用；中药洋地黄（毛地黄）所含强心苷具有很强生理作用；有的可作为甾族药物的合成原料。

（一）甾族化合物基本结构

甾族化合物的基本结构为环戊烷多氢菲和三个侧链。分子中含有四个环，其中A、B和C环为六元环，D环为五元环。其基本骨架如下：

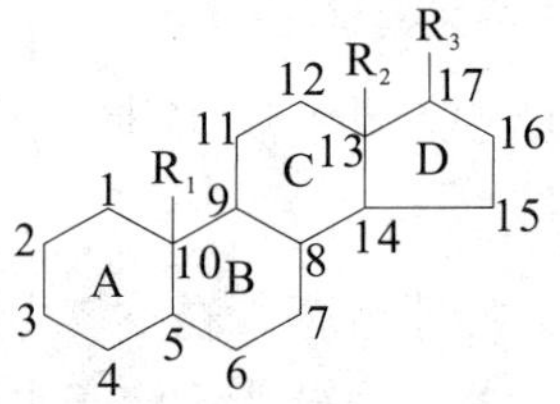

一般说来其中两个侧链（R_1，R_2）是甲基（也称角甲基），另一个（R_3）为含不同碳原子数的碳链或含氧基团如羟基等。环上所有的碳原子标号也是固定的。

（二）重要的甾族化合物

1. 甾醇又称固醇，C_3上连有一个羟基。根据来源分为植物甾醇和动物甾醇，在动物体内以酯的形式存在，在植物体内以苷的形式存在。

（1）胆甾醇又称胆固醇，最初是从胆结石中发现的一种固体醇，因此而得名。以游离和成酯形式存在于人和动物的血液、脂肪中，血液中胆甾醇含量过高可引起胆结石和动脉粥样硬化。

胆甾醇是无色或略带黄色的结晶，熔点 148.5℃，微溶于水，溶于乙醇、乙醚、氯仿等有机溶剂。在制药上，胆甾醇是合成维生素 D_2 的原料。其结构式如下：

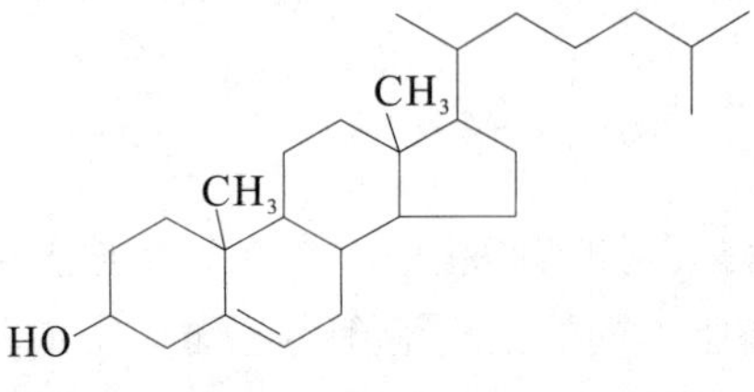

（2）7－脱氢胆甾醇。胆甾醇在酶催化下氧化成 7－脱氢胆甾醇。7－脱氢胆甾醇存在于皮肤组织中，在日光照射下发生化学反应，转化为维生素 D_3。适当地进行日光浴，有利于机体获得维生素 D_3。

$$7-\text{脱氢胆甾醇} \xrightarrow{\text{日光}} \text{维生素}D_3$$

7－脱氢胆甾醇 　　　　　　　　　　　维生素D_3

维生素 D_3 是从小肠中吸收 Ca^{2+} 离子过程中的关键化合物。体内维生素 D_3 的浓度太低，会引起 Ca^{2+} 离子缺乏，不足以维持骨骼的正常生成而产生软骨病。

（3）麦角甾醇是常见的植物甾醇，最初从麦角中得到，也可从酵母中获得。麦角甾醇经日光照射后，B 环开环形成维生素 D_2（即钙化醇）。

$$\text{麦角甾醇} \xrightarrow{\text{紫外线}} \text{维生素}D_2$$

麦角甾醇 　　　　　　　　　　　维生素D_2

维生素 D_2 同维生素 D_3 一样，也能抗软骨病。因此，可以将麦角甾醇用紫外光照射后加入牛奶和其他食品中，以保证儿童能得到足够的维生素 D。

2. 胆甾酸。在动物的胆汁中含有几种结构与胆甾醇相似的胆甾酸，如胆酸、脱氧胆酸、鹅脱氧胆酸和石胆酸等，其中最重要的是胆酸和脱氧胆酸，其结构式如下：

胆酸 　　　　　　　　　　　脱氧胆酸

在胆汁中胆甾酸通常与牛磺酸（$H_2NCH_2CH_2SO_3H$）或甘氨酸（H_2NCH_2COOH）通过酰胺键结合，这些结合胆甾酸总称胆汁酸。在碱性胆汁中，胆汁酸以钠盐或钾盐的形式存在，形成胆汁酸盐，这些盐可使脂肪乳化，而被肠道消化吸收。临床上使用的利胆药胆酸钠，就是甘氨胆酸钠和牛黄胆酸钠的混合物，主要用于治疗胆汁酸分泌缺少而引起的疾病。

3. 性激素是高等动物性腺的分泌物，具有促进性器官形成及第二性征（如声音、体形等）发育的作用。它们的生理作用很强，很少量就能产生极大的影响。性激素可分为雄性激素和雌性激素两大类。在生理上各有特定的生理功能。雄性激素有睾酮、甲睾酮等；雌性激素有雌二醇、黄体酮等。

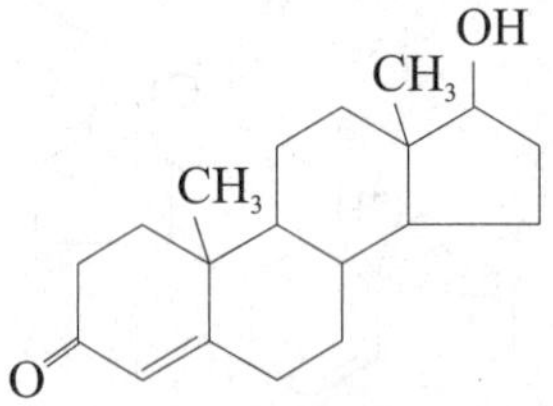

睾酮 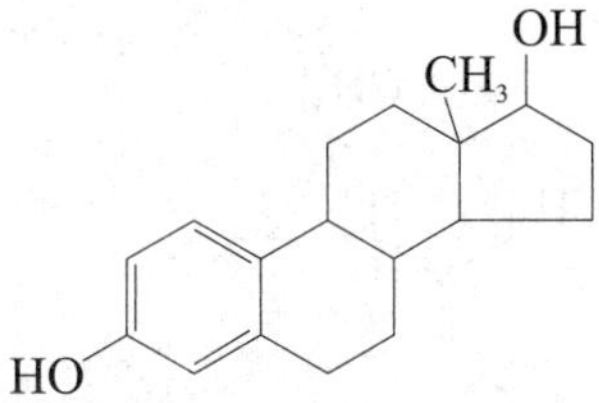   雌二醇

4. 肾上腺皮质激素是哺乳动物的肾上腺皮质所分泌的甾族激素的总称，对维持生命活动有重要作用。肾上腺皮质激素按生理作用分为盐皮质激素和糖皮质激素两大类。在医药上肾上腺皮质激素主要用作甾族抗炎药物。例如，可的松、氢化可的松等。

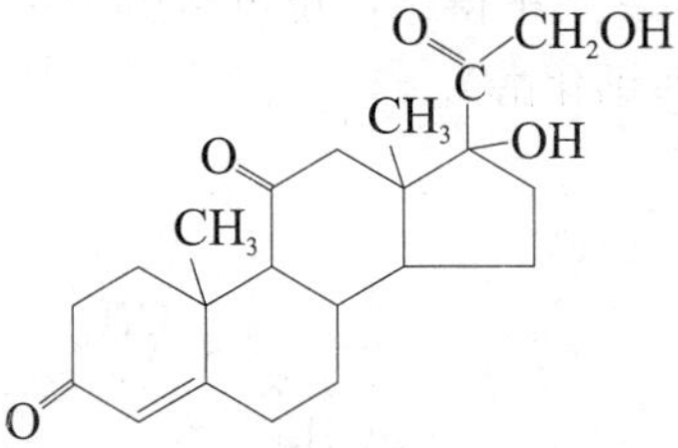

可的松 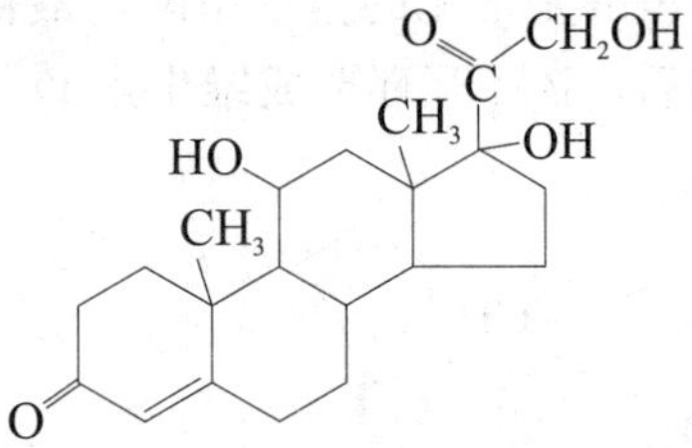   氢化可的松

通过改变可的松和氢化可的松的结构，可以得到高效低毒的甾族抗炎药物，这种改变分子结构以取得较理想药物的方法，是开发新药的一条途径。

知识链接：

胆固醇与人体健康

胆固醇是人体内不可缺少的一种物质，是细胞膜的重要组成部分，它可以为细胞的生命活动提供相对稳定的环境并参与细胞内外物质交换等；也可转化为多种重要的生理活性物质，参与机体代谢过程，如转化成胆汁酸后可促进脂类物质的消化，转化成维生素 D_3 以调节钙、磷代谢，转化成类固醇激素（如肾上腺皮质激素、性激素等）以参与体内物质代谢。

正常人体内的胆固醇总量约为每千克体重 2 g，空腹时，血浆游离胆固醇为 0.40～0.70 g/L。胆固醇一是来源于体内合成，二是从食物摄取，从食物中摄取的胆固醇有 40%～60% 被吸收。动物实验证明，长期高胆固醇饮食可引起高胆固醇血症并可诱发动脉粥样硬化，流行病学观察已证实，高胆固醇血症是引发冠心病最重要的危险因子之一；胆固醇在体内代谢紊乱时，有可能诱发肿瘤。

因此，既要提供足够的胆固醇来维持机体的正常生理功能，又要防止胆固醇过量造成不良影响。

目标检测

一、判断题

1. 油脂是高级脂肪酸和甘油所生成的酯，都不能使溴水褪色。（　　）

2. 油脂的碘值越大，说明油脂的不饱和程度越小。（　　）

3. 油脂的皂化值越大，说明油脂的平均相对分子质量越小。（　　）

4. 油脂的酸值可以反映油脂的酸败程度，酸值越大，说明油脂的酸败程度越小。（　　）

5. 油脂是油和脂肪的总称。（　　）

6. 油脂在碱性溶液中的水解反应称为皂化反应。（　　）

7. 由皂化值的大小可以判断脂肪酸的不饱和程度。（　　）

8. 酸值和皂化值都是用 KOH 的毫克数表示，所以它们的意义相同。（　　）

9. 只有必需脂肪酸才具有重要的生理功能，而其他的脂肪酸对人体影响不大。（　　）

二、填空题

1. 酯是由_____和_____脱水而成的化合物，结构上包括_____和_____两部分。

2. 油脂是_____和_____的总称，常温下呈液态的称为_____，呈固态的称为_____。

3. 营养上的必需脂肪酸有_____、_____、_____。

4. _____、_____、_____是油脂质量分析中的 3 个重要理化指标。

5. 使_____克油脂完全皂化所需的_____毫克数，称皂化值，皂化值的大小可判断油脂的_____，皂化值越大，油脂的_____越小。

6. _____克油脂所能吸收碘的克数称为碘值，碘值的大小可判断油脂的_____，碘值越大，油脂的_____越高。

7. 中和 1 克油脂中游离的脂肪酸所需的_____毫克数称_____。它的大小可判断油脂中_____酸败程度。

8. 比较常见的磷脂有_____和_____。

9. 甾族化合物的基本骨架结构为_____，分子中有_____个环状结构。

三、选择题

1. 下列叙述中，错误的是（　　）

A. 油脂属于酯类

B. 油脂有固定的熔点

C. 油脂属于混合物

D. 油脂的氢化也叫油脂的硬化

2. 1 mol 油脂完全水解后能生成（　　）

A. 1 mol 甘油和 1 mol 水

B. 1 mol 甘油和 1 mol 脂肪酸

C. 3 mol 甘油和 3 mol 脂肪酸

D. 1 mol 甘油和 3 mol 脂肪酸

3. 软脂酸的结构简式是（　　）

A. $CH_3(CH_2)_{16}COOH$ B. $CH_3(CH_2)_{14}COOH$

C. $CH_3(CH_2)_{12}COOH$ D. $CH_3(CH_2)_7CH=CH(CH_2)_7COOH$

4. 测定油脂的不饱和程度，采用的方法是（　　　）

A. 加氢   B. 加溴   C. 加碘   D. 加氯化氢

5. 使油脂硬化常用的方法是（　　　）

A. 加氢   B. 加溴   C. 加碘   D. 加氯化氢

6. 下列试剂中，能使油脂彻底水解的是（　　　）

A. 氯化钠   B. 盐酸   C. 氢氧化钠   D. 乙醇

7. 油脂酸败的主要原因是（　　　）

A. 加氢   B. 加碘   C. 氧化   D. 硬化

8. 油脂碘值的大小可以用来判断油脂的（　　　）

A. 相对分子质量   B. 酸败程度   C. 不饱和程度   D. 溶解度

9. 下列物质不属于必须脂肪酸的是（　　　）

A. 油酸   B. 亚油酸   C. 亚麻酸   D. 花生四烯酸

10. 下列反应中，能够导致油脂酸败的反应是（　　　）

A. 氢化反应   B. 加碘反应   C. 硬化反应   D. 氧化反应

11. 既能发生水解反应又能发生氧化反应的是（　　　）

A. 油酸甘油脂   B. 软脂酸甘油酯   C. 油酸   D. 乙酸乙酯

第二节　糖　类

学习目标

1. 掌握糖的定义，单糖的结构和化学性质；
2. 熟悉糖的分类，二糖的结构和性质；
3. 了解淀粉、糖原和纤维素的性质和用途。

糖类化合物又称碳水化合物，简称糖类，广泛存在于自然界，是绿色植物光合作用的产物，阳光提供能量将 CO_2 和 H_2O 转化为葡萄糖和 O_2。许多葡萄糖分子可以在植物体中通过相互连接以纤维素和淀粉的形式储存。动物体内的糖类主要存在形式有乳糖和糖原。

糖类化合物是人类食物的主要成分，其主要生理功能是为机体提供能量，人体所需能量的 50%～70% 来自糖的氧化分解，每克葡糖糖彻底氧化分解可释放 16.7 kJ 的能量；糖类也是体内重要的结构物质和信息物质。糖类对人类生命活动过程具有重要意义。

现在把多羟基的醛或酮或经简单水解能生成多羟基醛、酮的化合物称为糖类化合物。根据糖类能否水解以及水解产物的情况，可分为单糖、寡糖和多糖。单糖是最简单的糖类化合物，不能再水解成为更小的糖分子的糖，如葡萄糖。寡糖又称低聚糖，是能水解生成 2～10 个单糖分子的糖，其中以二糖最为重要，如蔗糖、麦芽糖、乳糖。多糖是水解生成 10 个以上单糖分子的糖，如淀粉、糖原、纤维素。

一、单糖

单糖是多羟基醛或多羟基酮。多羟基醛称为醛糖，多羟基酮称为酮糖。3～6 个碳原子的单糖较为常见。根据分子中碳原子的数目，单糖又可分为丙糖、丁糖、戊糖、己糖等。

与医学关系密切的单糖主要有葡萄糖、果糖、核糖和脱氧核糖等。

（一）葡萄糖的结构

1. 开链式结构。葡萄糖的分子式 $C_6H_{12}O_6$，属己醛糖，化学名 2，3，4，5，6－五羟基己醛。常用费歇尔投影式表示糖的开链式结构。

$$
\begin{array}{ccc}
\text{CHO} & \text{CHO} & \text{CHO} \\
\text{H—C—OH} & \text{H——OH} & \\
\text{HO—C—H} & \text{HO——H} & \\
\text{H—C—OH} \quad\text{简写成} & \text{H——OH} \quad\text{或} & \\
\text{H—C—OH} & \text{H——OH} & \\
\text{CH}_2\text{OH} & \text{CH}_2\text{OH} & \text{CH}_2\text{OH}
\end{array}
$$

2. 氧环式结构。由于葡萄糖分子中既有醛基又有羟基，C_1 所连醛基和 C_5 所连羟基之间发生醇醛缩合反应，形成六元氧环式（吡喃型）半缩醛结构，形成的半缩醛羟基也叫苷羟基。如图 9－3 所示，实验事实表明：葡萄糖在溶液中主要以环状结构存在，且环状结构与开链式结构相互转变，形成平衡混合体而共存。由于 C_1 所连的苷羟基与氢原子在空间上有两种不同的排列方式，苷羟基在右侧的为 α－型葡萄糖，苷羟基在左侧的为 β－型葡萄糖。

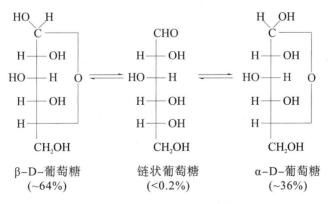

图 9－3　葡萄糖平衡混合体

为了更准确地反映葡萄糖的空间结构，常将环状结构改写成哈沃斯式。在哈沃斯式中，一个氧原子和五个碳原子形成一个六元环平面，将氧环式中右侧基团写在六元环下方，左侧基团写在环上方，6 号碳上的羟甲基则写在环上方。一般可通过苷羟基与羟甲基位置关系确定构型，两基团在六元环异侧的为 α－型葡萄糖，在同侧的则是 β－型葡萄糖。

α–D–葡萄糖伊   β–D–葡萄糖

（二）单糖的性质

纯净的单糖都是无色、味甘、有吸湿性的晶体，易溶于水而难溶于有机溶剂。除丙酮糖外，单糖都具有旋光性。

单糖结构中有醛基（或酮基）、羟基及半缩醛羟基，在化学性质上表现出与醛、酮及醇相似的性质，如有还原性、能成酯、成苷等。

1. 氧化反应。单糖具有较强的还原性，与醛相似，易被碱性弱氧化剂氧化。常用的碱性弱氧化剂有托伦试剂、斐林试剂和班氏试剂。

（1）与托伦试剂作用：托伦试剂是由硝酸银与适量的氨水配成的溶液，形成的银氨配离子具有弱氧化性，可与单糖发生银镜反应，生成复杂的糖酸。

$$单糖+[Ag(NH_3)_2]^+ \xrightarrow[\triangle]{OH^-} 复杂氧化产物+Ag\downarrow$$

（2）与班氏试剂作用：班氏试剂是由硫酸铜、碳酸钠、柠檬酸钠配成的蓝色溶液，其主要成分是二价铜的配离子。班氏试剂与单糖在加热的条件下生成砖红色沉淀（Cu_2O），单糖本身氧化成复杂的氧化产物。临床上常用班氏试剂与尿样反应，根据生成物呈现的颜色深浅，判断尿样中的葡萄糖含量。

$$单糖+Cu^{2+}（配离子）\xrightarrow[\triangle]{OH^-} 复杂氧化产物+Cu_2O\downarrow（砖红色）$$

能跟托伦试剂、班氏试剂或斐林试剂作用的糖称为还原性糖。反之，称为非还原性糖。所有的单糖均为还原性糖。

2. 成苷反应。由于单糖多以环状结构存在，其苷羟基比较活泼，能够在干燥的 HCl 催化作用下与一分子醇的羟基脱水生成缩醛，又叫糖苷。例如，D－葡萄糖与甲醇作用生成 α－D－甲基葡萄糖苷和 β－D－甲基葡萄糖苷和水。

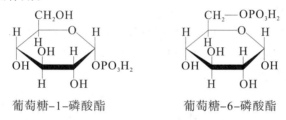

α-或β-D-吡喃葡萄糖　　　α-D-甲基吡喃葡萄糖苷　　β-D-甲基吡喃葡萄糖苷

糖苷是糖的衍生物，由糖和非糖两部分组成。糖的部分称为糖苷基；非糖部分称为配糖基或苷元。糖苷基和配糖基通过糖苷键结合形成糖苷，一般苷键指氧苷键，即由氧原子将糖苷基和配糖基结合起来的苷键。此外，还有氮苷键、硫苷键等。例如，葡萄糖甲苷中的葡萄糖部分是糖苷基，甲基则是配糖基。

3. 成酯反应。糖分子中含有多个羟基，可与羧酸或无机含氧酸反应生成酯，其中最重要的酯是磷酸酯。人体内的葡萄糖在酶的作用下，可与磷酸反应生成葡萄糖－1－磷酸酯、葡萄糖－6－磷酸酯和葡萄糖－1，6－二磷酸酯，它们是糖代谢的中间产物，在生命活动中具有重要作用。

葡萄糖－1－磷酸酯　　　　　葡萄糖－6－磷酸酯

4. 颜色反应。

（1）莫立许反应：在糖的水溶液中加入 α－萘酚的乙醇溶液，然后沿管壁慢慢加入浓硫酸且不做振摇，在浓硫酸与糖溶液的交界处很快出现紫色环，这就是莫立许反应。所有糖均能发生且反应灵敏，因此莫立许反应常用于糖类化合物的鉴定。

（2）塞利凡诺夫反应：塞利凡诺夫试剂是间苯二酚的盐酸溶液。向糖溶液中加入塞利凡诺夫试剂并加热，将出现红色。含酮糖的物质如果糖、蔗糖显色快，醛糖反应较慢，因此可鉴别醛糖和酮糖。

（三）重要的单糖

1. 葡萄糖最初由德国科学家 A. S. Marggraf 从葡萄干中分离得出，是自然界中分布最广、也是最为重要的单糖。纯净的葡萄糖是无色晶体，有甜味，但不如蔗糖甜，易溶于水，微溶于乙醇，不溶于乙醚。葡萄糖以游离态存在于葡萄等甜水果、蜂蜜，以及动物的血液、脊髓液和淋巴液中，又作为多糖的主要组分以糖苷的形式广泛存在于自然界中。

葡萄糖是体内重要的营养物质，是人体所需能量的主要来源。血液中的葡萄糖称为血糖，正常人的血糖含量为 3.9~6.1 mmol/L（或 0.70~1.10 g/L）。糖尿病病人由于胰岛素调节失常，造成高血糖。

葡萄糖不需要消化就可以直接被人体吸收，是婴儿、体弱病人的良好滋补品。葡萄糖注射液有解毒、利尿、强心的作用，临床上用于治疗水肿、血糖过低、心肌炎等，在人体失水、失血时用于补充体液，增加人体能量。

2. 果糖是天然糖中最甜的糖，常以游离态存在于蜂蜜和水果中，以结合态存在于蔗糖中。果糖与葡萄糖是同分异构体，分子式为 $C_6H_{12}O_6$，属己酮糖。纯净的果糖是白色晶体，易溶于水。

果糖也有链状结构和环状结构。游离态果糖主要以六元氧环式（吡喃型）结构存在，而结合态果糖则以五元氧环式（呋喃型）结构存在。

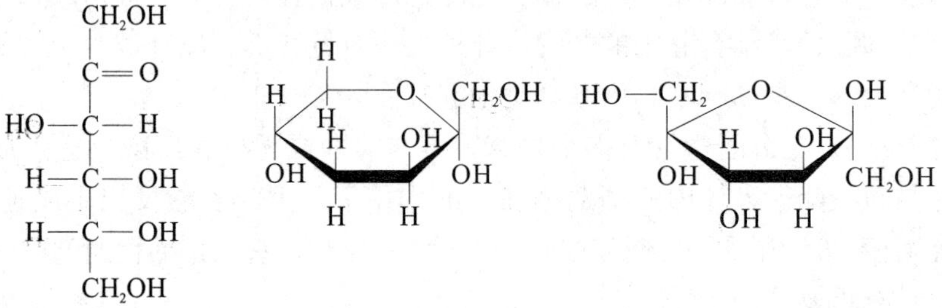

D-果糖　　α-D-吡喃果糖　　β-D-呋喃果糖

3. 核糖的分子式为 $C_5H_{10}O_5$，是核糖核酸（RNA）的重要组成成分；脱氧核糖的分子式为 $C_5H_{10}O_4$，是脱氧核糖核酸（DNA）的重要组成成分。两者均属戊醛糖，主要以五元氧环式结构存在。

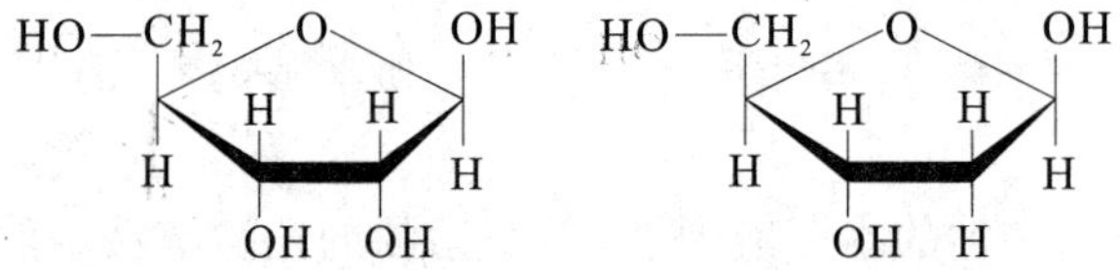

β-D-核糖　　β-D-脱氧核糖

二、二糖

二糖也称为双糖，是最重要的寡糖，它是能水解生成两个单糖分子的糖。从结构上来看，二糖是一个单糖分子的半缩醛羟基（即异头碳原子上的羟基）与另一个单糖分子中的羟基失水得到的糖。常见的二糖有蔗糖、麦芽糖和乳糖，它们的分子式均为 $C_{12}H_{22}O_{11}$，它们互为同分异构体。

（一）麦芽糖

麦芽糖主要存在于发芽的谷粒、麦芽中，是淀粉消化过程中的中间产物。纯净的麦芽糖为白色晶体，含一分子结晶水，易溶于水，微溶于乙醇，有甜味，但不如蔗糖甜，甜度约为蔗糖的40%。麦芽糖是饴糖的主要成分，常用于制作糖果，也可用作细菌的培养基。

麦芽糖

从结构上来看，麦芽糖可以看成是由一分子 α−D−吡喃葡萄糖 C_1 上的 α−型苷羟基和另一分子的 D−吡喃葡萄糖 C_4 上的醇羟基脱水，通过 α−1，4 苷键连接而成。

由于麦芽糖分子中仍保留一个苷羟基，性质与葡萄糖相似，能被托伦试剂、班氏试剂等碱性弱氧化剂氧化，是还原性二糖；也能发生成酯和成苷反应。另外，麦芽糖在稀酸或酶的催化作用下，能水解生成两分子葡萄糖。

$$麦芽糖+H_2O \xrightarrow{H^+或酶} 2\ 葡萄糖$$

（二）乳糖

乳糖主要存在于哺乳动物和人的乳汁中，人乳中含 6%～8%，是婴儿正常发育所必需的营养物质；牛乳中含 4%～6%。乳糖为白色的结晶性颗粒或粉末，含一分子结晶水，熔点 202℃，易溶于水，不溶于乙醇、氯仿或乙醚，味微甜，甜度是蔗糖的 15%，广泛用于制造婴儿食品、糖果、人造奶油等，医药上利用其吸湿性小的特点作为药物的稀释剂，以配制散剂和片剂，也常作矫味剂和填充剂。

从结构上来看，乳糖可以看成是由一分子 β−D−半乳糖 C_1 上的 β−型苷羟基和一分子的 D−吡喃葡萄糖 C_4 上的醇羟基脱水，通过 β−1，4 苷键连接而成。

乳糖

由于乳糖分子中仍保留一个苷羟基，也是还原性二糖，性质与麦芽糖相似，乳糖在稀酸或酶的催化作用下，能水解生成一分子 D−半乳糖和一分子 D−葡萄糖。

$$乳糖+H_2O \xrightarrow{H^+或酶} 半乳糖+葡萄糖$$

（三）蔗糖

蔗糖是人类用量最大的二糖，也是和生活关系最密切的一个天然有机化合物。蔗糖主要存在于甘蔗和甜菜中。纯净的蔗糖是白色晶体，熔点 186℃，易溶于水，甜度仅次于果糖。日常食用的白糖、红糖和冰糖的主要成分都是蔗糖。蔗糖营养丰富，以供食为主，也常用作食品调味剂，将蔗糖加热变成褐色焦糖可用做食品着色剂。在医药上蔗糖可用作矫味剂或配制糖浆。

从结构上来看，蔗糖可以看成是由一分子 α-D-吡喃葡萄糖 C_1 上的 α-型苷羟基和另一分子的 β-D-呋喃果糖 C_2 上的 β-型苷羟基脱水，以 α，β-1，2-苷键连接而成。

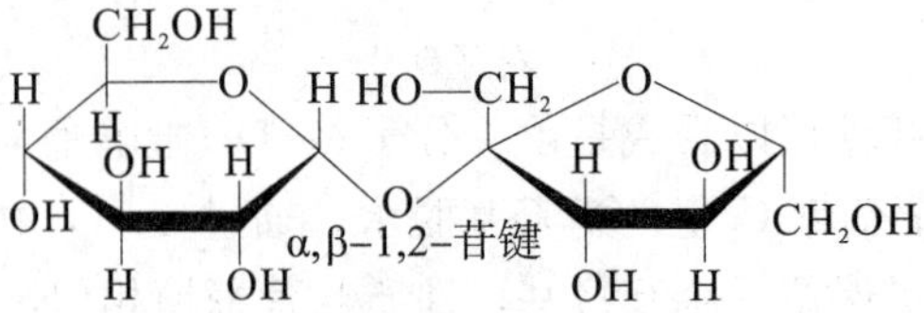

蔗糖

由于蔗糖分子没有苷羟基，无还原性，不能被托伦试剂、班氏试剂等弱氧化剂氧化，是非还原糖。蔗糖在稀酸或酶的催化作用下，能水解生成一分子 D-葡萄糖和一分子 D-果糖。

$$蔗糖+H_2O \xrightarrow{H^+或酶} 葡萄糖+果糖$$

三、多糖

多糖是指能水解产生 10 个以上单糖分子的糖。从结构上来看，多糖是由多个单糖分子脱水缩合形成的糖苷。多糖不溶于水，无甜味，不能形成结晶，也不具有还原性。多糖在自然界中分布很广，是生物体的重要组成成分。与人类生活最相关的三种多糖，就是淀粉、糖原和纤维素，分子式可用 $(C_6H_{10}O_5)_n$ 表示，各种多糖由于 n 值不同，相对分子质量也不同，不是同分异构体。

（一）淀粉

淀粉是绿色植物进行光合作用的产物，是多种植物的碳水化合物的储藏物，各部分组织内均含有它，主要储藏在种子及根内，在大米、玉米和小麦中含量较高。

1. 淀粉的结构。

天然淀粉由直链淀粉（amylose）和支链淀粉（amylopectin）组成，如玉米淀粉中，直链淀粉占 27%，其余为支链淀粉。直链淀粉又称可溶性淀粉，溶于热水呈胶状溶液，是一种没有分支的长链多糖，如豆类的淀粉溶解后不成糊状。支链淀粉不溶于热水，遇热水成糊状，故又称不溶性淀粉或胶淀粉，糯米几乎全部是支链淀粉。

直链淀粉一般由数百至数千个葡萄糖残基以 α-1，4-苷键连接而成的链状化合物，分子长链卷曲成如图 9-4 所示螺旋状。

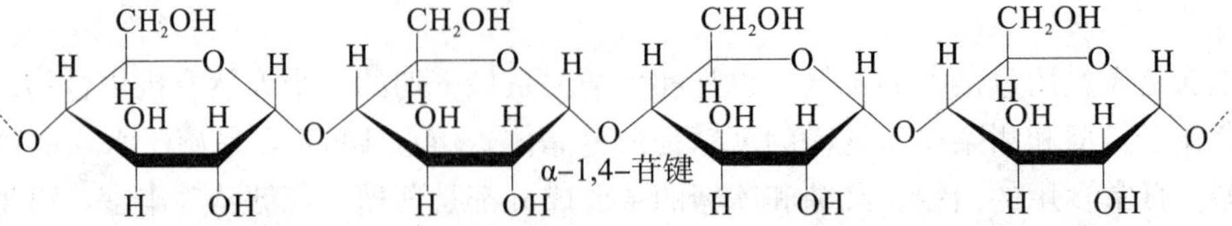

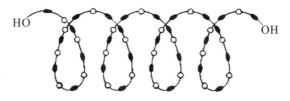

图 9-4 直链淀粉结构示意图

支链淀粉分子很大，是由数千至数万个 D-葡萄糖残基通过 α-1，4-苷键连接成一条主链，再通过 α-1，6-苷键与由 20~25 个 D-葡萄糖残基构成的短链相连形成支链，支链上每隔 6~7 个 D-葡萄糖残基再形成分支，呈树状分支结构（图 9-5）。

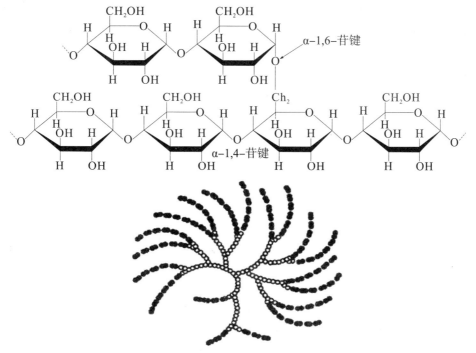

图 9-5 支链淀粉结构示意图

2. 淀粉的性质。

（1）与碘的作用。直链淀粉遇碘显深蓝色，加热至沸则褪色，冷却后颜色复现。此反应非常灵敏，常用于淀粉与碘的相互检验。支链淀粉遇碘显蓝紫色。

（2）水解反应。淀粉在酸的作用下水解生成与其结构相似、相对分子质量比其小得多的多糖片段，称为糊精。糊精具有还原性。遇碘显红色的称为红糊精，红糊精再水解为分子量更小的糊精，遇碘不变色的称为无色糊精，无色糊精进一步水解为麦芽糖，麦芽糖水解生成葡萄糖。

水解产物：淀粉—红糊精—无色糊精—麦芽糖—葡萄糖。

人体中淀粉在淀粉酶的作用下先水解成麦芽糖，麦芽糖进一步水解生成葡萄糖。

（二）糖原

糖原又称动物淀粉，是人和动物体内糖的一种储存形式，是由葡萄糖在体内脱水缩合而成的一种多糖。它主要存在于肝脏和肌肉中，又称肝糖原和肌糖原。

糖原的结构与支链淀粉相似，只是其支链更多更稠密，相对分子质量更大（图 9-6）。糖原是无定形粉末，不溶于冷水，较易溶于热水，与碘作用呈红棕色。

在人体代谢中，糖原对维持血糖浓度的稳定起着至关重要的作用。当血糖浓度升高时，在胰岛素的作用下，肝脏把多余的葡萄糖转化为糖原

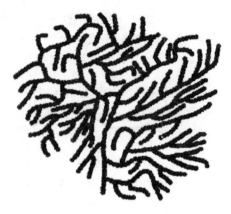

图 9-6　糖原的结构示意图

储存起来；当血糖浓度降低时，体内肾上腺素分泌增强，肝糖原在高血糖素的作用下，分解为葡萄糖而进入血液，以保持血糖浓度正常。

（三）纤维素

纤维素是在自然界分布最广、蕴藏量最大的多糖，是构成植物细胞壁的基础物质。木材、棉麻等物质主要由纤维素组成，木材中纤维素的含量在 $50\%\sim70\%$，而棉花中的纤维素含量可达 90% 以上。纤维素与淀粉、糖原一样，均属于高分子化合物，水解的最终产物都是葡萄糖。

纤维素一般是由数百至数千个葡萄糖残基以 β-1，4-苷键连接而成的长链化合物，一般无支链。分子之间形成束状，几个纤维束又可扭绞在一起形成绳索状。

纤维素是白色物质，不溶于水，韧性很强。由于人体内不存在水解纤维素 β-1，4-苷键的酶，纤维素不能被人体消化吸收，不能作为人的营养物质。但它能促进肠蠕动，帮助人体消化和排出体内垃圾。

目标检测

一、判断题

1. 单糖都有还原性，都是还原糖。　　　　　　　　　　　　　　　　　（　　）
2. 只有醛糖能被托伦试剂氧化，酮糖不能被氧化。　　　　　　　　　　（　　）
3. 葡萄糖在血液中称为血糖，它是人类的营养物质。　　　　　　　　　（　　）
4. 临床上常用于检验尿中葡萄糖的试剂是班氏试剂。　　　　　　　　　（　　）
5. 糖类都含有 C、H、O 三种元素，也都有甜味。　　　　　　　　　　（　　）

二、填空题

1. 根据水解情况，糖类可以分为：_____糖、_____糖和_____糖；葡萄糖属于_____糖，具有_____性，所以能发生银镜反应。蔗糖属于_____糖，与班氏试剂_____反应，因而属于_____性二糖。麦芽糖属于_____糖，与班氏试剂_____反应，因而属于_____性二糖。

2. 人体内糖的储存形式为_____，有_____和_____之分。

3. 天然淀粉由_____淀粉和_____淀粉组成。直链淀粉与碘作用显_____色。

4. 正常成人的血糖浓度为_____mmol/L。

三、选择题

1. 下列物质不属于单糖的是（　　）

A. 麦芽糖　　　　B. 果糖　　　　C. 葡萄糖　　　D. 脱氧核糖

2. 临床上用于检验尿中葡萄糖的试剂是（　　）

A. 希夫试剂　　　B. 班氏试剂　　C. 托伦试剂　　D. 斐林试剂

3. 蔗糖水解的产物是（　　）

A. 半乳糖和葡萄糖　　　　　　　B. 葡萄糖和果糖

C. 半乳糖和果糖　　　　　　　　D. 葡萄糖

4. 遇碘不能显色的物质是（　　）

A. 糖原　　　　　B. 纤维素　　　C. 直链淀粉　　D. 支链淀粉

5. 哪种糖在血液中称为血糖（　　）

A. 脱氧核糖　　　B. 核糖　　　　C. 葡萄糖　　　D. 糖原

6. 下列物质是非还原糖的是（　　）

A. 麦芽糖　　　　B. 葡萄糖　　　C. 果糖　　　　D. 蔗糖

四、用化学方法鉴别以下各组化合物

1. 葡萄糖、果糖、蔗糖和淀粉。

2. 淀粉和纤维素。

第三节　氨基酸和蛋白质

学习目标

1. 掌握 α—氨基酸的结构；掌握氨基酸的主要化学性质；

2. 熟悉蛋白质的元素组成、基本结构单位；熟悉蛋白质的主要化学性质；

3. 了解蛋白质的生物学功能。

蛋白质是由氨基酸通过酰胺键（肽键）相连而成的生物高分子化合物，是生物体内最重要的组成部分，也是人体最重要的营养物质。蛋白质在体内分布广泛（几乎涉及所有的器官组织）、种类丰富（人体约10万种以上）、含量高（约占人体干重的45%）。蛋白质不仅是生物体的重要组成部分，且具有众多的生物学功能，几乎机体的一切生命活动都有蛋白质参与。因此，蛋白质是生命的物质基础，是生命活动的承担者，没有蛋白质就没有生命。

知识链接：

蛋白质的生物学功能

蛋白质涉及所有的细胞、组织、器官，动物的上皮组织、肌肉、血液、角、蹄、爪、毛发、等都是由蛋白质构成。

蛋白质具有众多的生物学功能：如核蛋白与遗传有密切关系，酶在生物新陈代谢中起催化作用，多肽类激素的调节作用，免疫球蛋白的抗病免疫作用，血红蛋白对物质的转运以及运动、收缩、生长、发育中都有作用，蛋白质还能氧化供能，每克蛋白质能产生17千焦能量。

一、氨基酸

氨基酸是蛋白质水解后的产物，因此是蛋白质的基本组成单位，氨基酸与羟基酸、酮酸一样都属于取代羧酸，从结构上看，氨基酸是羧酸分子中烃基上的氢原子被氨基（—NH_2）取代后的产物。

（一）氨基酸的结构

氨基酸的种类很多，但在人体内合成蛋白质的氨基酸只有20种（表9-2）。这20种氨基酸常见的分类方法有三种，第一是根据分子的结构和理化性质不同，分为中性氨基酸、酸性氨基酸、碱性氨基酸；第二是根据分子中烃基的结构不同，分为脂肪族氨基酸、芳香族氨基酸和杂环氨基酸；第三是根据氨基酸中氨基和羧基的相对位置，分成 α-氨基酸、β-氨基酸、γ-氨基酸等。组成人体蛋白质的氨基酸均是 α-氨基酸。α-氨基酸的结构通式如下：

$$\underset{\underset{\text{R—CH—COOH}}{|}}{NH_2}$$

表 9-2　人体内部分氨基酸的分类、名称、结构

分类	名称	简写符号	结构式	等电点（pI）
中性氨基酸	甘氨酸	甘（Gly）	CH_2-COOH | NH_2	5.97
	丙氨酸	丙（Ala）	$CH_3-CH-COOH$ | NH_2	6.00
	*缬氨酸	缬（Val）	CH_3 | $CH_3-CH-CH-COOH$ | NH_2	5.96
	*亮氨酸	亮（Leu）	CH_3 | $CH_3-CH-CH_2-CH-COOH$ | NH_2	6.02
	*异亮氨酸	异亮（Ile）	CH_3 | $CH_3-CH_2-CH-CH-COOH$ | NH_2	5.98
	丝氨酸	丝（Ser）	$HO-CH_2-CH-COOH$ | NH_2	5.68
	*苏氨酸	苏（Thr）	OH | $CH_3-CH-CH-COOH$ | NH_2	6.53
	*蛋氨酸	蛋（Met）	$CH_3-S-CH_2-CH_2-CH-COOH$ | NH_2	5.74
	半胱氨酸	半胱（Cys）	$SH-CH_2-CH-COOH$ | NH_2	5.07
酸性氨基酸	天冬氨酸	天（Asp）	$HOOC-CH_2-CH-COOH$ | NH_2	2.77
	谷氨酸	谷（Glu）	$HOOC-CH_2-CH_2-CH-COOH$ | NH_2	3.22
碱性氨基酸	*赖氨酸	赖（Lys）	$H_2N-(CH_2)_4-CH-COOH$ | NH_2	9.74
	精氨酸	精（Arg）	$\begin{matrix}&&H\\H_2N&&N-(CH_2)_3CH-COOH\\&&\quad\quad\quad\quad\|\\NH&&\quad\quad\quad NH_2\end{matrix}$	10.76

分类	名称	简写符号	结构式	等电点（pI）
芳香氨基酸	*苯丙氨酸	苯丙（Phe）	C₆H₅—CH₂—CH—COOH，NH₂	5.48
	酪氨酸	酪（Tyr）	HO—C₆H₄—CH₂—CH—COOH，NH₂	5.66
杂环氨基酸	脯氨酸	脯（Pro）	吡咯烷—COOH	6.30
	*色氨酸	色（Try）	吲哚—CH₂—CH—COOH，NH₂	5.89
	组氨酸	组（His）	咪唑—CH₂—CH—COOH，NH₂	7.59

表中带有"*"号的氨基酸是必需氨基酸，其中必需氨基酸有 8 种，余下为半必需氨基酸和非必需氨基酸。必需氨基酸是指人体内不能合成或合成数量不能满足机体正常需要，必须由食物提供的一类氨基酸。必需氨基酸缺乏会引发机体的某些疾病。因此，饮食要多样化以保证必需氨基酸的摄入。临床上常使用氨基酸制剂来对某些严重腹泻或不能进食等患者补充氨基酸。

（二）氨基酸的性质

氨基酸都是无色结晶，熔点较高，通常在 $200 \sim 300℃$，加热熔化时易分解并放出二氧化碳，除少数外，一般都能溶于水，难溶于苯、乙醇、乙醚等有机溶剂。氨基酸分子中的官能团是氨基和羧基，因此具有氨基和羧基的典型性质。同时由于两种官能团的相互影响，而产生一些特殊性质。

1. 两性电离和等电点。氨基酸分子中因含有酸性的羧基，又有碱性的氨基，是两性化合物，能与强酸或者强碱发生反应生成盐。

$$H_2N—CH_2—COOH + HCl \longrightarrow HOOC—CH_2—\overset{+}{N}H_3 + Cl^-$$
$$H_2N—CH_2—COOH + NaOH \longrightarrow H_2N—CH_2—COONa + H_2O$$

氨基酸分子中由于有能接受质子的氨基和能给出 H^+ 的羧基，因此，分子内部之能生成盐（内盐），内盐分子中氨基接受质子为正离子，羧基给出 H^+ 为负离子，因此又称为两性离子。

$$\underset{R—CH—COOH}{\overset{NH_2}{|}} \Longleftrightarrow \underset{R—CH—COO^-}{\overset{\overset{+}{N}H_3}{|}}$$

氨基酸的两性离子在水溶液中可失去 H^+ 为阴离子，也能得到 H^+ 为阳离子。因此，氨基酸的带电情况受溶液的 pH 影响。调节溶液的 pH，可使氨基酸带有不同的电荷，一般情况下，氨基酸在碱性溶液中为阴离子，反之，在酸性溶液中为阳离子。当溶液处于某一特定 pH 时，氨基酸解离成正、负离子的趋势相等，主要以两性离子的形式存在，其所带正负电荷相等，净电荷为零，这时溶液的 pH 称为氨基酸的等电点，用 pI 表示。当氨基酸溶液的 pH＝pI，氨基酸不带电；当氨基酸溶液的 pH＞pI，氨基酸带负电荷，成为阴离子；当氨基酸溶液的 pH＜pI，氨基酸带正电荷，成为阳离子。

$$
\begin{array}{c}
NH_2 \\
| \\
R-CH-COOH
\end{array}
$$

$$
\begin{array}{ccccc}
NH_2 & & \overset{+}{N}H_3 & & \overset{+}{N}H_3 \\
| & \underset{OH^-}{\overset{H^+}{\rightleftharpoons}} & | & \underset{OH^-}{\overset{H^+}{\rightleftharpoons}} & | \\
R-CH-COO^- & & R-CH-COO^- & & R-CH-COOH
\end{array}
$$

阴离子　　　　　　　　　两性离子　　　　　　　　阳离子

溶液pH>pI　　　　　　溶液pH=pI　　　　　　溶液pH<pI

2. 成肽反应。两个 α-氨基酸分子在存在酸或碱的条件下受热，一个氨基酸的氨基与另一个氨基酸的羧基脱水缩合而成的酰胺键（—CONH—）称为肽键，所得到的化合物称为肽。

$$
H_2N-CH-C-\boxed{OH+H}-N-CH-C-OH \xrightarrow{-H_2O} H_2N-CH-C-N-CH-C-OH
$$

合物。由两分子氨基酸脱水缩合成的肽称二肽，二肽再和另一分子氨基酸脱水缩合成的肽称三肽，以此类推可以生成四肽、五肽等，一般来说，十个以内氨基酸相连得到的肽称寡肽，由十个以上氨基酸相连得到的肽称多肽。相对分子质量在 6000 以上的多肽可称为蛋白质。

多肽分子再相互连接形成的长链，称为多肽链。肽链中每个氨基酸由于脱水缩合导致基团不全，称为氨基酸残基。一条多肽链的一端具有未结合的氨基，称为氨基末端，简称 N 端，通常写在左边，另一端具有未结合的羧基，称为羧基末端，简称 C 端，通常写在右边。例如：

$$
H_2N-CH-C-N-CH-C-N-CH-C\cdots\cdots N-CH-COOH
$$

氨基酸的组合和排列方式不同，几个不同的氨基酸可以生成多种不同的肽。由 2 种不同的氨基酸可形成 2 种不同的二肽，由 3 种不同的氨基酸可形成 6 种不同的三肽，由 4 种不同的氨基酸则可形成 24 种不同的四肽，因此由多种氨基酸按不同的排列顺序以肽键相结合，可以形成很多不同的多肽。例如，由甘氨酸和丙氨酸所生成的二肽有甘丙肽和丙甘肽两种。

$$H_2N-CH_2-\underset{O}{\overset{O}{C}}-\underset{H}{\overset{H}{N}}-\underset{CH_3}{\overset{}{CH}}-\underset{O}{\overset{O}{C}}-OH$$

甘氨酰丙氨酸
（甘丙肽）

$$H_2N-\underset{CH_3}{\overset{}{CH}}-\underset{O}{\overset{O}{C}}-\underset{H}{\overset{H}{N}}-CH_2-\underset{O}{\overset{O}{C}}-OH$$

丙氨酰甘氨酸
（丙甘肽）

二、蛋白质

（一）蛋白质的组成和结构

蛋白质虽然种类繁多，结构复杂，但其组成元素很相似（表 9-3），主要有碳（C）、氢（H）、氧（O）、氮（N）、硫（S）五种。有些蛋白质还含有少量磷、铁、碘、锰等元素。

表 9-3　动物蛋白质中组成主要元素及含量

主要元素	C	N	H	O	S
含量	50%～55%	13%～19%	6.0%～7.3%	19%～24%	0～4%

蛋白质含氮量比较接近，平均约为 16%。由于蛋白质是体内的主要含氮物质，因此，只要测出生物样品中的含氮量，就可以推算出其中蛋白质的大致含量。

每克样品中蛋白质含量（%）＝每克样品含氮克数×6.25

蛋白质多肽链中的氨基酸序列与其空间结构的关系比较复杂，将其复杂结构分为一级结构、二级结构、三级结构、四级结构四个层次，其中一级结构是蛋白质的基本结构[图 9-7（a）]，即蛋白质多肽链中氨基酸的排列顺序，与蛋白质的功能有密切关系，若一级结构改变可能会导致疾病的发生。

蛋白质分子按一定规律卷曲盘旋或折叠，形成的特定空间结构，称为蛋白质的二级结构[图 9-7（b）]。在二级结构的基础上，肽链按照一定的方式进一步折叠盘曲，形成更复杂的三级结构。而两条或两条以上具有完整三级结构的多肽链组成蛋白质的四级结构，蛋白质的二级结构、三级结构、四级结构称为蛋白质的空间结构或高级结构，它们是蛋白质功能的基础，若空间结构改变可能会导致疾病。

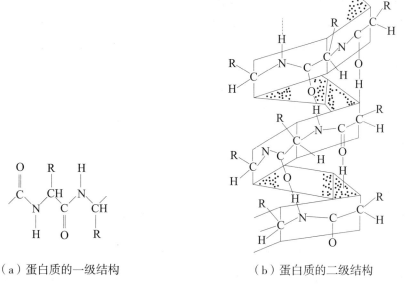

（a）蛋白质的一级结构 （b）蛋白质的二级结构

图 9-7 蛋白质的一、二级结构

（二）蛋白质的性质

蛋白质是由氨基酸组成，因而具有与氨基酸相似的理化学性质，如两性电离和等电点等。但蛋白质又是高分子化合物，还具备许多特殊的性质，如沉淀、变性等理化性质。

1. 两性电离和等电点。蛋白质分子中的肽链两末端有游离的氨基和羧基，因此，蛋白质也是两性物质，也具有两性电离的性质，与氨基酸分子相似，能与强酸或强碱发生反应。

蛋白质在水溶液中的带电情况与蛋白质的结构和溶液的 pH 有关。调节溶液的 pH 到某一值时，蛋白质羧基的电离程度与氨基电离程度相等，即成为两性离子，该溶液的 pH 称为蛋白质的等电点（pI）。蛋白质在酸碱性溶液中的电离情况与氨基酸相似，当蛋白质溶液的 pH=pI，蛋白质不带电；当蛋白质颗粒溶液的 pH>pI，蛋白质颗粒带负电荷，成为阴离子；当蛋白质溶液的 pH<pI，蛋白质颗粒带正电荷，成为阳离子。

$$
P\begin{array}{l}NH_2\\COOH\end{array}
$$

$$
P\begin{array}{l}NH_2\\COO^-\end{array} \underset{OH^-}{\overset{H^+}{\rightleftharpoons}} P\begin{array}{l}\overset{+}{N}H_3\\COO^-\end{array} \underset{OH^-}{\overset{H^+}{\rightleftharpoons}} P\begin{array}{l}\overset{+}{N}H_3\\COOH\end{array}
$$

阴离子   两性离子   阳离子

溶液pH>pI   溶液pH=pI   溶液pH<pI

不同蛋白质有不同的等电点，人体内除少数蛋白质的等电点偏碱或偏酸外，如含有较多碱性氨基酸的鱼精蛋白，含较多酸性氨基酸的胃蛋白酶等，大多数蛋白质的等电点接近 pH＝5.0，人体体液的 pH 约为 7.4（表 9－4），因此体内蛋白质分子大多以阴离子形式存在。

表 9－4　几种蛋白质的等电点

蛋白质	等电点（pI）	蛋白质	等电点（pI）
麦胶蛋白	6.5	胰岛素	5.3
卵清蛋白	4.6	血红蛋白	6.7
血清蛋白	4.7	丝蛋白	2.0
胃蛋白酶	2.7	鱼精蛋白	12.0
乳清蛋白	5.1	肌红蛋白	7.00

在一定 pH 的溶液中，不同蛋白质分子大小不同、等电点不同，其所带电荷不同，因此在电场中泳动的方向和速率不同，据此可分离、鉴定各种蛋白质。目前在临床诊断上已广泛应用电泳法分离血清中的蛋白质。在等电点时，蛋白质的黏度、渗透压等最小，溶解度也最小，容易从溶液中析出。

2. 蛋白质沉淀。蛋白质不在等电点时，颗粒表面发生酸性解离或碱性解离，则带正电荷或负电荷，产生同种电荷，相互排斥，使蛋白质颗粒分开不发生聚集。蛋白质溶液还是一种亲水胶体溶液，容易与水结合，在颗粒表面形成水化膜，也使蛋白质颗粒分开不发生聚集。蛋白质表面形成水化膜和带同种电荷是蛋白质稳定的两个因素。如果消除蛋白质溶液的两个稳定因素，蛋白质粒子就会凝聚、沉淀析出。常使蛋白质沉淀的方法有盐析法、加脱水剂、加重金属盐。

向蛋白质溶液中加入某些高浓度无机盐（如氯化钠、硫酸铵等）溶液，蛋白质分子表面水化膜被破坏，部分电荷被中和，使蛋白质相互聚集，从溶液中沉淀析出，这种方法称为盐析。盐析后的蛋白质结构未被破坏，性质未改变，可以重新溶解于水中，恢复生理活性。不同蛋白质发生盐析所需盐的浓度不同，因此，可逐渐增大盐溶液浓度，使不同的蛋白质初步分离。

向蛋白质溶液中加入脱水剂［如乙醇（低温）和丙酮等］能破坏蛋白质的水化膜，使蛋白质沉淀析出。沉淀后如迅速将蛋白质与脱水剂分离，仍可保持蛋白质原来的性质。

向蛋白质溶液中加入重金属盐如 Cu^{2+}、Pb^{2+}、Ag^+ 等重金属离子能与蛋白质结合成不溶性的沉淀。重金属的杀菌作用是由于它能沉淀蛋白质。铅、汞等金属盐中毒时，服用生蛋清或牛奶可以解毒，就是根据这一原理，使蛋白质与铅盐、汞盐结合成为沉淀，从而阻止毒物进入组织。

3. 蛋白质变性。在某些物理和化学因素影响下，蛋白质空间结构发生改变，使其理化性质和生物活性随之改变的作用，称为蛋白质变性。引起蛋白质变性的物理因素有高温、高压、超声波、紫外线、X 线等，化学因素有强酸、强碱、重金属盐、有机溶剂等。医学中常用乙醇、高温、高压、紫外线等消毒杀菌，就是利用这些因素可使蛋白质变性这一性质。

4. 蛋白质的颜色反应。蛋白质能与某些化学试剂发生作用产生颜色，称为蛋白质的颜色反应，常用于蛋白质的定量和定性分析。比较常见的有茚三酮反应、缩二脲反应和黄蛋白反应。蛋白质与茚三酮反应生成蓝紫色化合物，利用该反应可以鉴别蛋白质；蛋白质在强碱性溶液中与硫酸铜溶液作用，生成紫色或紫红色化合物，称为缩二脲反应，医学上常利用该反应来测定血清蛋白质的总量及其中白蛋白和球蛋白的含量；含有苯环的蛋白质遇浓硝酸会立即变成黄色，再加氨水后又变为橙色，这个反应称为黄蛋白反应，该反应也可用来鉴别蛋白质。

5. 蛋白质水解。蛋白质在酸、碱溶液或在酶的催化的作用下，酰胺键断裂，首先水解得到初解蛋白质，再水解为消化蛋白质，再到多肽、二肽，最终水解为 α-氨基酸。食物中的蛋白质在人体各种蛋白酶作用下水解为各种氨基酸，这些氨基酸被肠壁吸收进入血液，再重新合成为人体所需要的各种蛋白质。水解反应是人体吸收、利用蛋白质的基础反应。人体内各种组织的蛋白质也在不断地分解，最后主要生成尿素排出体外。

目标检测

一、填空题

1. 氨基酸分子中既含有酸性的_____基，又含有碱性的_____基，因而氨基酸是_____性化合物。

2. 在某一特定 pH 时，氨基酸主要以两性离子的形式存在，处于_____，此 pH 即为氨基酸的等电点。

3. 蛋白质的基本单位是_____，通过_____相连。

4. 蛋白质主要由_____、_____、_____、_____ 4 种元素构成。

5. 维持蛋白质稳定的两个因素_____，_____。

6. 蛋白质沉淀的方法有_____、_____、_____。

二、选择题

1. 下列化合物为酸性氨基酸的是（　　　）

A. 蛋氨酸　　　　　　　　　　B. 苯丙氨酸

C. 天冬氨酸　　　　　　　　　D. 赖氨酸

2. 在组成蛋白质的氨基酸中，人体必需氨基酸有（　　　）

A. 6 种　　　　　B. 7 种　　　　　C. 8 种　　　　　D. 9 种

3. 各种蛋白质的含氮量接近（　　　）

A. 6.25%　　　　B. 10%　　　　C. 12%　　　　D. 16%

4. 血清蛋白在下列 pH 值溶液中带正电荷的是（　　　）

A. pH 3.0　　　　　　　　　　B. pH 6.0

C. pH 7.4　　　　　　　　　　D. pH 8.0

5. 临床上检验患者尿中的蛋白质是利用蛋白质受热凝固的性质，这属于蛋白质的（　　）

A. 显色反应 　　　　　　　　B. 水解反应

C. 盐析作用 　　　　　　　　D. 变性作用

6. 在强碱性溶液中，能与稀硫酸铜作用显紫红色的化合物是（　　）

A. 乙酰胺　　　　B. 蛋白质　　　　C. 苯丙氨酸　　　　D. 纤维素

7. 欲将蛋白质沉淀且不变性，应加入（　　）

A. 硫酸铵　　　　B. 浓硫酸　　　　C. 甲醛溶液　　　　D. 硝酸铅

8. 下列过程不可逆的是（　　）

A. 蛋白质的盐析 　　　　　　B. 蛋白质变性

C. 酯的酸催化水解 　　　　　D. 氯化铁水解

9. 蛋白质水解的最终产物是（　　）

A. α-氨基酸　　　　B. 葡萄糖　　　　C. 核糖　　　　D. 二肽

10. 下列现象不涉及蛋白质变性的是（　　）

A. 将生鸡蛋煮熟后凝固 　　　　B. 给重金属中毒病人服用大量牛奶

C. 消毒酒精可以用来杀灭细菌 　D. 加入氯化钠后，蛋白质凝聚析出

三、简答题

1. 何谓蛋白质的等电点？

2. 为什么可用 $\varphi_B = 0.70 \sim 0.75$ 的乙醇消毒灭菌？

化学实验规则

一、实验目的

（1）掌握化学实验室规则，并在实验中自觉遵守。

（2）熟悉常用化学仪器的名称和使用方法。

（3）会进行试管、烧杯的洗涤和常用仪器干燥的操作。

（4）学习防火灭火常识，树立安全意识。

二、仪器及试剂

（1）仪器：试管、烧杯等常用化学仪器。

（2）试剂：去污粉和洗衣粉。

三、实验内容

（一）实验室规则

1. 实验规则。

（1）实验前必须预习与实验有关的教材内容和实验内容，明确实验目标，弄清实验原理，了解实验步骤和操作方法。

（2）实验室内不得高声谈话，自觉遵守纪律，认真操作。

（3）实验开始前应检查实验仪器、试剂是否齐全，如有缺损应报告教师并补齐。实验过程中要爱护仪器，节约试剂、水和电。实验结束后应将仪器洗净，保持实验室清洁、整齐。垃圾和废液等应放入相应废物桶内，严禁倒入水槽或随地乱扔。

（4）应按实验教材规定的步骤（或事先设计好的实验方案）、方法进行实验，未经教师许可，不得随意变更步骤和方法。仔细观察实验中发生的现象，如实记录，积极思考。

（5）实验完毕应认真写出实验报告交给教师。实验中如果损坏了仪器，应报告教师，作损坏登记和办理领换手续。

（6）实验室内的一切物品不得带离实验室。

（7）实验时必须按正确操作方法进行，注意安全。

2. 试剂使用规则。

（1）取试剂时应看清瓶签上的名称与浓度，切勿拿错。试剂不得与手接触。

（2）公用试剂，未经允许不得挪动原来位置。

（3）试剂应按规定量取用。若未规定用量，应尽量少取。取出的试剂未用完时不得倒回原瓶，应倒入教师指定的容器中。

（4）取用固体试剂时，应使用干净的药匙。用过的药匙须擦洗干净后才可再次使用。试剂取用后应立即盖好瓶盖，以免盖错。

（5）取用液体试剂应使用滴管或吸管。滴管应保持垂直，不可倒立，防止试剂接触橡皮帽而污染，用完后立即插回原瓶。滴管不得触及其他容器壁。同一吸管在未洗净时，不得在不同的试剂瓶中吸取试液。

（6）要求回收的试剂，应放入指定的回收容器中。

3. 实验室安全规则。

（1）易燃、易爆试剂不得靠近火焰及高温物体，以免引起火灾。

（2）稀释浓硫酸时，应将浓硫酸慢慢注入水中，并不断搅拌，切勿把水注入浓硫酸中。

（3）装有液体的试管加热时，试管口不得对着他人或自己，以免液体溅出造成伤害。

（4）需要闻气体的气味时，可用手扇闻，不得用口鼻直接对着容器闻。

（5）凡做有毒气体或有恶臭物质的实验，均应在通风橱内进行。

（6）不允许任意混合各种化学试剂。未经教师同意，不得尝试剂的味道。

（7）如果因酒精、汽油、苯等引起着火时，切勿用水灭火，应立即用沙土或湿布覆盖。

（8）若遇电器设备着火，应立即切断电源，用二氧化碳灭火器或四氯化碳灭火器灭火，不可用水或泡沫灭火器灭火。

（9）如果强酸溶液沾到皮肤上，立即擦去酸液，然后用水冲洗，再用 20 g/L 碳酸氢钠溶液冲洗；如果强碱溶液沾到皮肤上，立即水冲洗，并用 20 g/L 醋酸溶液冲洗。

（10）每次实验完毕都应洗净双手。离开实验室前必须检查水、电及门窗是否关闭。

（二）玻璃仪器的洗涤和干燥

化学实验前后都要清洗不干净的玻璃仪器，必须学会洗涤方法。玻璃仪器的干净程度，直接影响实验结果的准确性，对不同的化学实验有不同的要求。通常要求洗涤后器皿内壁只附着一层均匀的水膜，不挂水珠。

（1）洗涤方法：一般用自来水刷洗。在洗烧杯、试管等仪器时，用试管刷在器皿内上下刷或左右旋转，不能用秃顶的试管刷，也不能用力过猛，以免戳破玻璃。若仅用自来水洗不干净，可用毛刷蘸少量去污粉或洗衣粉刷洗，然后用自来水冲洗，必要时再用少量蒸馏水淋洗 1~2 次。用上述方法仍洗不干净时，可用铬酸洗液或其他洗涤液浸泡处理，浸泡后将铬酸洗液细心倒回原瓶中供重复使用，然后依次用自来水和蒸馏水淋洗。

（2）干燥方法：常用晾干和烘干两种。洗净后不急用的玻璃仪器，可倒置于干燥架自然晾干；洗净后急用的仪器，可在除去水分后放入电烘箱或红外干燥箱内烘干；烧杯、蒸发皿等可放在石棉网上用小火烘干；试管可在酒精灯火焰上烘干，但应将试管口朝下，来回移动，烘至不见水珠后，将管口朝上排尽水气。带刻度的仪器（如量筒等）不能高温烘烤，可用电吹风迅速干燥。

（三）进行玻璃仪器洗涤和干燥的操作练习

实训项目一　溶液的配置和稀释

【实训目标】

1. 掌握溶液配置时的计算方法和操作流程。
2. 熟练托盘天平的称量、固体物质的溶解操作。
3. 初步学会吸量管和容量瓶的使用方法。
4. 掌握常用玻璃仪器的使用和洗涤方法。

【实训原理】

配置用物质的量浓度、体积分数或质量浓度等表示的溶液时，先将定量的溶质与适量的溶剂混合，使溶质完全溶解后，再加入溶剂到所需的体积，最后混合均匀。

溶液的稀释是指向浓溶液中加入适量的溶剂使其变成稀溶液的操作过程。溶液稀释前后溶质的量保持不变。

$$C_浓 \times V_浓 = C_稀 \times V_稀$$

【实训用品】

1. 仪器：托盘天平、称量纸、药匙、烧杯（100 mL）、玻璃棒、量筒（100 mL）、胶头滴管、吸量管（5 mL）、容量瓶（100 mL）。
2. 试剂：氯化钠、95%乙醇、浓盐酸。

【实训内容】

一、化学实验基本操作

（一）托盘天平的使用

托盘天平又称台秤（实验图 1-1），常用于精确度不高的物质质量称量，一般能称准至 0.1 g。

1. 托盘天平的构造。托盘天平的横梁左右有两个托盘，横梁的中部有指针与刻度盘相对。根据指针在刻度盘左右的摆动情况，可以判断台秤是否处于平衡状态。

2. 称量的一般步骤。

（1）调零点：称量前，将游码拨到游码标尺的"0"处，检查指针在刻度盘左右摇动的格数是否相等，且指针

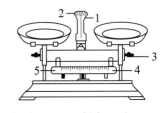

实训图 1-1　托盘天平

1.指针；2.刻度盘；3.平衡调节丝；
4. 游码标尺；5. 游码

静止时是否位于刻度盘的中间位置，否则可通过调节平衡调节螺丝，使之平衡。

（2）称量：称量物体时，左盘放称量物，右盘放砝码。砝码应用镊子夹取。添加砝码时，应先加质量大的砝码，再加质量小的砝码，5 g（或 10 g）以下的砝码用游码代替，直到台秤平衡为止。（注意：不能称量热的物品；称量物不能直接放在托盘上，应根据实际情况将称量物放于纸上、表面皿或其他容器中。）

（3）还原：称量完毕，应将砝码放回砝码盒，将游码拨到"0"位处，并将托盘放在一侧，以免台秤摆动。（注意：应经常保持台秤的整洁，托盘上有药品或其他污物时应立即清除。）

（二）样品的溶解

物质的溶解常在烧杯、烧瓶或试管中进行。若固体溶质的颗粒较大，应先在清洁干燥的研钵中研碎。用溶剂溶解试样时，应先把盛放试样的烧杯适当倾斜，然后把盛放溶剂的量杯嘴靠近烧杯壁，让溶剂慢慢顺着杯壁流入。或使溶剂沿玻璃棒慢慢流入，以防杯内溶液溅出而损失。溶剂加入后，用玻璃棒搅拌，使试样溶解完全。对于需要加热溶解的试样，加热时要防止溶液剧烈沸腾和溅出。加热后要用蒸馏水冲洗表面皿和烧杯内壁，冲洗时也应使水顺杯壁或玻璃棒流下。放在烧杯内的玻璃棒，不要随意取出，以免溶液损失。

（三）玻璃仪器的洗涤和干燥

化学实验前后都要清洗不洁的玻璃仪器，否则会影响实验的结果。要求洗涤后器皿内壁只附着一层均匀的水膜，不挂水珠。

1. 洗涤方法。普通玻璃是钠钙玻璃，主要由硅酸钠（Na_2SiO_3）、硅酸钙（$CaSiO_3$）和二氧化硅（SiO_2）三种物质"熔为一体"而成。由于新玻璃常有游离碱质，因此首次使用时，应先用铬酸清洗液或 10％盐酸先浸泡 24 小时，然后再行洗涤。清洗玻璃器皿时，往往先流水冲洗，再用肥皂粉或者其他洗涤剂洗刷，然后流水冲洗，最后用蒸馏水淋洗。日常使用过的玻璃器皿应根据污物的性质选择相应的洗涤剂。水溶性污物只要用清水洗涤即可。一些难溶性污物一般先用毛刷蘸一些去污粉洗刷，然后用水清洗。部分玻璃器皿如吸量管、移液管、滴定管等用日常的洗涤方法较难清洗，可用铬酸清洗液或者有机溶剂浸泡，借助化学作用或者互溶的性质来除去污迹。有条件的地方或者有特殊需要的，可用超声波洗涤器进行玻璃器皿的清洁。

洗涤玻璃器皿的常用工具是各种形状不同的带柄毛刷（如试管刷、烧杯刷、吸管刷等）。由于玻璃制品机械坚固性差，容易破碎，因而洗刷时不能用秃顶毛刷，且不能用力过猛，以免玻璃器皿损坏，甚至引发一些伤害事故。

2. 铬酸清洗液的配制和使用。在耐酸、耐热的容器内将 60 g 重铬酸钾加热溶解于 300 mL 水中，待冷却后，慢慢加入 460 mL 浓硫酸，边加边用玻棒搅拌，混匀。铬酸清洗液久后效果会降低，可再加适量的重铬酸钾和浓硫酸，仍可继续使用。由于铬酸清洗液的清洁功能主要来自铬酸的强氧化性和强酸性，因而此液腐蚀性极大，在使用时若不注意防范，很容易造成衣、裤、袜的损坏，甚至于身体的伤害。因此，在使用该溶液时，应佩带防护眼镜，带好防护手套，必要时要穿防护服。另外在使用清洗液前应尽量除去玻璃内、外壁上的水分，以免铬酸清洗液经常被稀释而影响清洁效果。一般在配制时使用的硫酸越浓，生成的铬酸就越多，其氧化、清洁效率也越高。当清洗液由橘红色转变为绿色时，说明其中的铬酸已经耗尽，已经丧失了氧化、清洁的功能，需要重新配制。

3. 干燥方法。常用自然风干、烘干和吹干几种方法。洗净后不急用的玻璃仪器，可倒置于干燥架自然晾干；急用的玻璃仪器，在去除水分后放入电烘箱或红外干燥箱内烘干，但带刻度的仪器（如量筒、吸量管等）不能高温烘烤；急用的仪器也可用气流干燥器或电吹风吹干。

（四）几种量器的使用

1. 吸量管和移液管。吸量管和移液管是准确量取一定体积液体的量具。吸量管刻有刻度，又称刻度吸管；移液管为中间膨大的玻璃管，只有一个标线，又称胖肚吸管。

（1）使用前：应检查管尖是否完整，有破损的不能使用；用蒸馏水洗净并用待量液润洗 2~3 次（每次 2~3 mL），以保证待量液浓度不变。

（2）吸取和转移液体：吸取液体时，用右手拇指及中指捏住吸量管（或移液管）刻度线以上部分，左手拿洗耳球，将吸量管（或移液管）插入待吸液中。先压出洗耳球内的空气，把球的尖口紧接吸量管（或移液管）的口，放开左手指，使溶液吸入管内，当液面超过刻度线（或标线）1~2 cm 时，移去洗耳球，立即用右手的食指按住管口，左手放下洗耳球，拿住盛溶液的容器，使容器倾斜呈 45°角，右手垂直地拿住吸量管（或移液管），使管尖移出液面靠在容器壁上，稍减食指压力，让液面慢慢下降至与刻度线（或标线）相切，紧按食指使溶液不再流出。然后把吸量管（或移液管）移至另一接收溶液的容器中，使管尖靠在容器内壁，容器稍倾斜，吸量管（或移液管）应保持垂直，松开食指，让溶液沿容器壁自动流下，待溶液流尽后，等待 15 s，取出吸量管（或移液管）。吸量管若标有"吹"字样的，最后一滴要吹出。

（3）用毕应立即冲洗，搁置在专用架上备用。

2. 容量瓶。容量瓶常用于准确配制一定浓度、一定体积的溶液。容量瓶为细颈梨形平底玻璃瓶，颈部有一标线，瓶上标有容量和温度，常用容量为 50 mL、100 mL、250 mL 等几种。

（1）用前应检查是否漏水：检查方法是在瓶内注入适量水，盖好瓶塞，右手拿住瓶底，左手按住瓶塞，把瓶倒立摇动，观察瓶塞周围是否有水漏出，若不漏水才能使用。为防止打破或污染瓶塞，常用橡皮筋将瓶塞固定在瓶颈上。

（2）配制溶液时，若试剂为固体，先将称好的试剂在烧杯中溶解，然后将溶液在玻璃棒的引流下，转移到容量瓶中。再用少量蒸馏水洗涤烧杯 2~3 次，洗涤液移入容量瓶中，摇动容量瓶使溶液初步混合。缓缓加蒸馏水至液面离标线约 1 cm 处，改用胶头滴管加蒸馏水，至凹液面最低处与标线相切。若试剂是液体，用吸量管（或移液管）量取，移入容量瓶中，加蒸馏水，方法同前。最后盖好瓶塞，将容量瓶倒转摇动数次使溶液混匀。

二、溶液的配置和稀释

1. 配制 9 g·L^{-1}氯化钠溶液（生理盐水）90 mL。

（1）计算：算出配制 9 g·L^{-1}氯化钠溶液 90 mL，需要固体氯化钠的克数。

（2）称量：用托盘天平称取所需的氯化钠质量。

（3）溶解：将称量好的氯化钠倒入小烧杯中，加入约 20 mL 水，用玻璃棒搅拌使其完全溶解，将烧杯内的氯化钠溶液用玻璃棒引流至 100 mL 的量筒内。

（4）转移：用适量的蒸馏水洗涤烧杯 2~3 次（每次 20 mL），洗涤液一并引流转移至量筒内（最后一次的荡洗液引流至量筒时，量筒内溶液量不能超过所配溶液的总量）。

（5）定容：继续往量筒中加入蒸馏水，当加至液面接近 90 mL 刻度线时，改用滴管滴加蒸馏水，至溶液凹液面与 90 mL 刻度线相切（视线应与量筒内液体凹液面最低部处于同一水平）。

（6）混匀：用玻璃棒搅匀，并将配制好的溶液倒入指定容器。

2. 用 95％乙醇溶液（市售药用酒精）稀释成 75％乙醇溶液（消毒酒精）100 mL。

（1）计算：算出配制 75％乙醇溶液 100 mL 所需 95％乙醇溶液的体积。

（2）量取：用 100 mL 量筒量取所需 95％乙醇溶液的体积。

（3）定容：用洗瓶直接往 100 mL 量筒中加入蒸馏水至接近 100 mL 刻度线时，改用滴管加入，至溶液凹液面与 100 mL 刻度线相切。

（4）混匀：用玻璃棒搅匀，并将配制好的溶液倒入指定容器。

3. 用浓盐酸配置 0.3 mol·L^{-1} HCl 100 mL。

（1）计算：算出配制 0.3 mol·L^{-1} HCl 100 mL 需用质量分数为 0.37、密度为 1.19 kg·L^{-1}浓盐酸的体积。

（2）移取：用 5 mL 吸量管吸取所需浓 HCl 的体积，并移至 100 mL 容量瓶中。

（3）定容：往容量瓶中加蒸馏水至离标线约 1 cm 处，改用滴管滴加蒸馏水至溶液凹液面与标线相切。

（4）混匀：盖好瓶塞，将溶液混匀，并将配制好的溶液倒入指定容器。

【问题讨论】

1. 配制溶液的一般步骤有哪些？

2. 定容时不小心加水超过了刻度线，对实验结果有何影响？

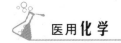

实训项目二　缓冲溶液的配制、性质和 pH 测定

【实训目标】

1. 学习缓冲溶液的配制方法和溶液酸碱性的测定方法。
2. 加深对缓冲溶液性质的理解。
3. 考察缓冲溶液的缓冲能力与缓冲剂总浓度及缓冲比之间的关系。
4. 熟悉吸量管的使用。

【实训原理】

缓冲溶液具有抵抗少量强酸、强碱或稍加稀释的影响仍保持其 pH 几乎不变的能力。

缓冲溶液由弱酸（HB）和其共轭碱（B^-）组成，当配制缓冲溶液所用共轭酸、碱的原始浓度相同时，则可用体积比代表浓度比，即：

$$pH = pK_a + lg\ (V_{B^-}/V_{HB})$$

只要按共轭碱与共轭酸溶液体积的不同比值配制溶液，就可得到不同 pH 的缓冲溶液。缓冲溶液中具有抗酸成分和抗碱成分，所以加少量强酸、强碱于缓冲溶液中，其 pH 变化甚微；适当稀释缓冲溶液时，其共轭酸、碱的浓度以相同比例降低，故 pH 基本不变，但过度稀释也会使缓冲溶液的 pH 升高。

缓冲容量是衡量缓冲溶液缓冲能力大小的尺度。缓冲容量的大小与缓冲剂的总浓度和缓冲比相关。当缓冲比一定时，缓冲剂总浓度越大，则缓冲容量越大；当总浓度一定时，缓冲比越接近 1，缓冲容量越大，缓冲比为 1 时，缓冲容量最大。

【实训用品】

1. 仪器：pHS－3C 酸度计、试管、量筒（100 mL，10 mL）、烧杯（100 mL，50 mL）、吸量管（10 mL）、试管（15 mL，10 mL）、吸耳球、洗瓶、玻璃棒。

2. 药品：HAc（0.1 mol/L，1 mol/L）、NaAc（0.1 mol/L，1 mol/L）、NaH_2PO_4（0.1 mol/L）、Na_2HPO_4（0.1 mol/L）、$NH_3 \cdot H_2O$（0.1 mol/L）、NH_4Cl（0.1 mol/L）、HCl（0.1 mol/L）、NaOH（0.1 mol/L，1 mol/L，）、pH＝4 的 HCl 溶液，pH＝10 的 NaOH 溶液、pH＝4.00 标准缓冲溶液、pH＝9.18 标准缓冲溶液、甲基红指示剂、广泛 pH 试纸、精密 pH 试纸、吸水纸等。

【实训内容】

1. 缓冲溶液的配制与 pH 的测定。

（1）计算各缓冲组分用量：按照实训表 2－1，首先计算配制 2 种不同 pH 缓冲溶液各 20 mL 所需各组分的体积，并将计算结果记入表中。

（2）配制缓冲溶液：按计算值用各溶液专用吸量管分别量取各缓冲组分，置于 50 mL 洁净的小烧杯中混合，配成 A 和 B 两种缓冲液。

（3）测定缓冲溶液 pH：用 pH 计分别测定缓冲液 A 和 B 的 pH，记录于表中。比较 pH 理论值与测定值是否相符（溶液留作后面实验用）。

实训表 2—1

缓冲溶液	pH 理论值	各组分的体积（mL）	pH 测定值
A	5.0	0.1 mol/L HAc ＿＿＿＿＿＿＿＿＿	
		0.1 mol/L NaAc ＿＿＿＿＿＿＿＿＿	
B	7.0	0.1 mol/L NaH_2PO_4 ＿＿＿＿＿＿＿＿＿	
		0.1 mol/L Na_2HPO_4 ＿＿＿＿＿＿＿＿＿	

2. 缓冲溶液的性质。

（1）抗酸作用：在 3 支试管中分别加入 3 mL 蒸馏水和自制缓冲液 A、B，再各加入 3 滴 0.1 mol/L HCl 后摇匀，用精密 pH 试纸测定各混合液 pH，将结果记入实训表 2—2。同一溶液的 pH 在加酸前后有无变化？为什么？

实训表 2—2

溶液类别	pH	加 3 滴 0.1 mol/L HCl 后的 pH	加 3 滴 0.1 mol/L NaOH 的后 pH	加 5 mL H_2O 后 r pH
蒸馏水				
HCl 溶液				
NaOH 溶液				
缓冲液 A	5			
缓冲液 B	7			

（2）抗碱作用：用与上述相同的方法，实验 3 滴 0.1 mol/L NaOH 溶液对上述 3 种溶液 pH 的影响。

（3）抗稀释的作用：在 4 支大试管中，依次加入 0.5 mL 0.1 mol/L 的 HCl 溶液、0.5 mL 0.1 mol/L 的 NaOH 溶液、pH=5 的缓冲溶液 A、pH=7 的缓冲溶液 B，然后在各试管中加入 5 mL 蒸馏水，各试管混合均匀后用精密 pH 试纸测量其 pH，记录数据（实训表 2—2）并解释实验现象。

3. 缓冲容量的比较.

（1）缓冲容量与缓冲剂浓度的关系：取 2 支试管，用吸量管在一支试管中加 0.1 mol/L HAc 和 0.1 mol/L NaAc 溶液各 3 mL，另一支试管中加 1 mol/L HAc 和 1 mol/L NaAc 溶液各 3 mL，摇匀。用精密 pH 试纸测量其 pH（记入实训表 2—3），两试管内溶液的 pH 是否相同？

在两试管中分别滴入 2 滴甲基红指示剂，溶液显示什么颜色（甲基红在 pH＜4.2

时呈红色，pH>6.3 时呈黄色）？然后在两试管中分别滴加 1 mol/L NaOH 溶液（每加一滴均需充分混合），直到溶液的颜色变成黄色。记录各管所加的滴数（实训表 2−3），解释所得的结果。

实训表 2−3

缓冲液	缓冲液	pH 理论值	pH 测定值	加入 1 mol/L NaOH 的滴数
1	0.1 mol/L HAc 3 mL			
	0.1 mol/L NaAc 3 mL			
2	1 mol/L HAc 3 mL			
	1 mol/L NaAc 3 mL			

（2）缓冲容量与缓冲比的关系：取 2 个小烧杯，用吸量管在一个烧杯中加入 0.1 mol/L HAc 和 0.1 mol/L NaAc 各 10 mL，另一个烧杯中加入 2 mL 0.1 mol/L HAc 和 18 mL 0.1 mol/L NaAc，计算两缓冲溶液的缓冲比，用 pH 计测定两溶液的 pH。然后在每个烧杯中加入 1 mL 0.1 mol/L NaOH，再用 pH 计测定它们的 pH。记录数据（实训表 2−4），解释所得的结果。

实训表 2−4

缓冲液	缓冲液	pH 测定值	加入 1 mL NaOH 后的 pH
3	0.1 mol/L NaH_2PO_4 10 mL		
	0.1 mol/L $NaHPO_4$ 10 mL		
4	0.1 mol/L NaH_2PO_4 2 mL		
	0.1 mol/L Na_2HPO_4 18 mL		

【问题讨论】

1. 缓冲溶液由哪些成分组成，作用如何？
2. 缓冲溶液的 pH 由哪些因素决定？
3. 影响缓冲溶液缓冲容量的主要因素是什么？如何影响？

实训项目三　醇和酚的性质

【实训目标】

1. 观察醇、酚化学反应现象，深入体会分子结构与其化学性质的关系。
2. 掌握醇、酚的化学性质及其鉴别法。
3. 掌握滴管、试管的使用方法等操作技术。
4. 验证醇、酚的主要化学性质，加深对其化学性质的认识；
5. 用化学方法鉴别伯、仲、叔醇，一元醇和邻多元醇及苯酚。

【实训原理】

1. 醇的官能团是羟基，醇的化学反应主要发生在羟基及与羟基相连的碳上，主要包括 O—H 键和 C—O 键的断裂。此外由于 α−氢有一定的活性，因此能发生氧化反应。具有邻二醇结构的多元醇与新配制的氢氧化铜反应，生成深蓝色的溶液，因此可用此反应鉴别含有 2 个相邻羟基的多元醇。

2. 酚羟基上的氢能部分解离，故酚类具有弱酸性，能溶于 NaOH 溶液中，生成盐。同时酚羟基可使苯环活化，因此酚的邻、对位易发生亲电取代反应。酚类或含有酚羟基的化合物能与三氯化铁发生显色反应，凡是具有烯醇结构的化合物都有这个特性。

【实训用品】

1. 仪器：试管、镊子、小刀。
2. 药品：无水乙醇、酚酞试液、5 g/L KMnO$_4$溶液、3 mol/L H$_2$SO$_4$溶液、正丁醇、仲丁醇、叔丁醇、卢卡斯试剂、1 mol/L NaOH 溶液、0.1 mol/L CuSO$_4$溶液、甘油、5 g/L 苯酚溶液、5 g/L 邻苯二酚溶液、5 g/L 间苯二酚溶液和 5 g/L 1，2，3−苯三酚溶液、饱和溴水、5 g/L FeCl$_3$溶液、蒸馏水。

【实训内容】

1. 醇的化学性质。
（1）醇与活泼金属的反应。

取干燥试管 1 支，加无水乙醇 15 滴，再加入新切金属钠（绿豆大）一粒，观察和解释变化。冷却后，加入蒸馏水少许，然后再加入酚酞试液 1 滴，观察和解释变化。
（2）醇的氧化反应。

取 3 支试管，各加入 5 g/L KMnO$_4$溶液 2 滴和 3 mol/L H$_2$SO$_4$溶液 5 滴，分别在这三支试管中加入 10 滴乙醇、10 滴仲丁醇和 10 滴叔丁醇，振荡试管，细心观察溶液颜色的变化并解释。

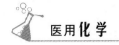

（3）醇与卢卡斯试剂的反应。

在 3 支干燥试管中，分别加入正丁醇、仲丁醇和叔丁醇 20 滴，然后各加入 30 滴卢卡斯试剂，振荡后静置，观察并记录出现混浊的先后。

（4）多元醇与氢氧化铜的反应。

在 2 支试管中各加入 5 滴 1 mol/L NaOH 溶液及 2 滴 0.1 mol/L $CuSO_4$ 溶液，配制成新鲜的氢氧化铜，然后分别加入乙醇和甘油各 10 滴，振荡试管，观察现象。

2. 酚的化学性质。

（1）苯酚的酸性和酚钠与酸作用。

在 1 支试管中滴入 2 滴苯酚和 10 滴蒸馏水，振荡后成乳浊液（说明苯酚难溶于水）。在此乳浊液中滴加 1 mol/L NaOH（约 1～2 滴）至溶液变澄清为止，然后在此澄清液中加入 3 mol/L H_2SO_4 溶液（约 1～2 滴）至溶液变浑浊，观察并解释变化现象。

（2）苯酚与溴水的反应。

在 1 枝试管中加入苯酚溶液 10 滴，沿试管壁逐滴加入饱和溴水，观察现象。

（3）酚类与三氯化铁的显色反应。

取 4 支试管，分别加入 5 g/L 苯酚溶液、5 g/L 邻苯二酚溶液、5 g/L 间苯二酚溶液和 5 g/L 1，2，3－苯三酚溶液 8 滴，然后分别在 4 支试管中加入 5 g/L $FeCl_3$ 溶液 1 滴，充分振荡，观察试管中的颜色。

【问题讨论】

1. 从实验结果归纳醇和酚在结构上与化学性质上有哪些异同点？

2. 做乙醇与钠反应的实验时，为什么必须用无水乙醇，而做醇的氧化实验时用 95％乙醇？

3. 绿茶或红茶的茶水放置一段时间后，颜色变深，为什么？

【注意事项】

1. 醇与金属钠反应的试管必须干燥，不能有水，所加乙醇必须是无水乙醇。

2. 苯酚对皮肤有腐蚀性，使用时要小心，如果不慎沾到皮肤上，应立即用酒精清洗。

实训项目四　醛、酮的性质

【实训目标】

1. 通过实验验证醛、酮的主要化学性质。
2. 能用化学方法鉴别醛和酮。

【实训原理】

由于醛和酮都含有羰基，因此它们具有许多相似的化学性质，主要表现在羰基的加成反应、还原反应等方面；但由于羰基上所连接的基团不同，又使它们在性质上有着明显的差异。醛、酮由于结构上的差异，使得两者的化学性质有所不同。醛由于其羰基上连有氢原子，很容易被氧化，不但可被强的氧化剂（如高锰酸钾等）氧化，也可被弱的氧化剂氧化，生成含相同碳原子数的羧酸，而酮却不能被弱氧化剂氧化。

丙酮的检验原理：利用丙酮与亚硝酰铁氰化钠 $[Na_2Fe(CN)_5NO]$ 的碱性溶液反应，生成鲜红色物质来鉴别。

【实验用品】

1. 仪器：试管、250 mL 烧杯、100℃ 温度计、酒精灯、石棉网。
2. 试剂：40% 甲醛溶液（福尔马林）、乙醛、苯甲醛、乙醇、丙酮、希夫试剂、硫酸溶液、1.25 mol/L 氢氧化钠溶液、0.05 mol/L 硝酸银溶液、0.5 mol/L 氨水溶液、斐林试剂甲（0.2 mol/L 硫酸铜溶液）、斐林试剂乙（0.8 mol/L 酒石酸钾钠的氢氧化钠溶液）、亚硝酰铁氰化钠 $[Na_2Fe(CN)_5NO]$ 溶液。

【实训内容】

1. 银镜反应。在 1 支大试管中加入 0.05 mol/L 硝酸银溶液 2 mL，再加 1.25 mol/L 氢氧化钠溶液 1 滴，然后边振摇试管边逐滴滴加 0.5 mol/L 氨水溶液，氨水加至生成的沉淀刚好溶解消失为止，得到的即为托伦试剂。把配好的托伦试剂分装在 4 支洁净的试管中，分别加入甲醛、乙醛、苯甲醛、丙酮各 5 滴，摇匀后放在 80℃ 左右的水浴中加热 5～10 分钟，观察并解释发生的现象。

2. 斐林反应。在 1 支大试管中加入斐林试剂甲（0.2 mol/L 硫酸铜溶液）和斐林试剂乙（0.8 mol/L 酒石酸钾钠的氢氧化钠溶液）各 2 mL，混合均匀即得斐林试剂。把配制好的斐林试剂分装到 4 支洁净的试管中，再分别加入甲醛、乙醛、苯甲醛、丙酮各 5 滴，振荡摇匀，在酒精灯上加热 2 分钟左右，观察和解释发生的现象。

3. 希夫试剂的反应。取 4 支干净的试管，分别加入甲醛、乙醛、乙醇和丙酮各 5 滴，然后分别加入希夫试剂 10 滴，观察并解释发生的现象；再分别加入硫酸溶液 10

滴，观察并解释发生的现象。

4. 丙酮的显色反应。取 2 支干净的试管，各加入亚硝酰铁氰化钠 $[Na_2Fe(CN)_5NO]$ 10 滴和 1.25 mol/L 氢氧化钠溶液 5 滴，摇匀，再在 1 支试管中加入乙醛 10 滴，在另 1 支试管中加入丙酮 10 滴，观察并解释发生的现象。

【问题讨论】

1. 为什么银镜反应要采用水浴加热而不直接加热？
2. 哪些试剂可用于鉴别醛和酮？

【注意事项】

1. 银镜反应的注意事项：①试管一定要洗涤干净；②配制银氨溶液时氨水不要过量；③反应时必须采用水浴加热；④实验完毕，用稀硝酸洗涤银镜。
2. 斐林反应的注意事项：因斐林试剂不稳定，应使用时临时配制。
3. 丙酮与亚硝酰铁氰化钠的显色反应，必须是在碱性条件下进行，否则不显鲜红色。

实训项目五　乙酰水杨酸的制备

【实训目的】

1. 掌握水杨酸乙酰化反应的原理。
2. 学会乙酸水杨酸合成、分离及提纯的实验操作。

【实训原理】

乙酰水杨酸化学名称为2-乙酰氧基苯甲酸，又名阿司匹林，微溶于水，易溶于乙醇，可通过水杨酸与酰化试剂进行酰化反应而得到。常使用的酰化试剂是乙酐或乙酰氯。由于水杨酸分子中的酸基与酚羟基之间易形成分子内氢键，阻碍酚羟基的酰化，所以常加入浓硫酸或浓磷酸将氢键破坏，以保证酰化反应的顺利进行。其反应如下：

$$\text{（图）} \quad \text{COOH} \quad \text{OH} + CH_3-\overset{O}{\underset{||}{C}}-O-\overset{O}{\underset{||}{C}}-CH_3 \xrightarrow{\text{浓硫酸}} \text{COOH} \quad \text{OOCCH}_3 + CH_3COOH$$

反应后的粗产物可以利用苯环上的酸性基团——羧基的反应进行纯化。反应如下：

$$\text{COOH} \quad \text{OOCCH}_3 + NaHCO_3 \longrightarrow \text{COONa} \quad \text{OOCCH}_3 + CO_2\uparrow + H_2O$$

微溶于水　　　　　　　　　易溶于水

$$\text{COONa} \quad \text{OOCCH}_3 + HCl \longrightarrow \text{COOH} \quad \text{OOCCH}_3 + NaCl$$

易溶于水　　　　　　　　　微溶于水

【实训用品】

1. 仪器：10 mL量筒、100 mL量筒、100 mL烧杯、50 mL锥形瓶（配胶塞）、250 mL抽滤瓶、布氏漏斗、托盘天平、水浴锅、真空泵。

2. 试剂：水杨酸、醋酸酐、浓硫酸、饱和碳酸氢钠溶液、6 mol/L盐酸溶液、体积分数为0.95的乙醇、0.1 mol/L氯化铁溶液。

【实训内容】

1. 乙酰水杨酸的合成。

称取3 g水杨酸，放在干燥的50 mL锥形瓶中，再缓慢加入10 mL醋酸酐，塞紧塞子，并不断摇动锥形瓶。当固体全部溶解后，打开瓶塞，逐滴加入5滴浓硫酸，混合均匀后，在 80～90℃水浴中加热 10～15 min。水浴加热过程中要不断摇动锥形瓶。

将反应液冷却至室温，在振摇下慢慢加入 3 mL 水，分解过剩的醋酸酐。然后再加入 15～20 mL 水，放在冰浴中冷却约 20 min。抽滤结晶出的晶体，并用少量冰水洗涤晶体 2～3次，抽干，干燥，得乙酰水杨酸粗产品（用 1% 氯化铁溶液检验酚羟基是否存在）。

2. 乙酰水杨酸的提纯。

将粗制的乙酰水杨酸转移到 100 mL 烧杯中，加入适量（约 40 mL）饱和碳酸氢钠溶液；当无二氧化碳产生时，抽滤除去不溶性杂质，将滤液转移至 100 mL 烧杯中。边搅拌边加入 6 mol/L 盐酸 12 mL，使晶体析出。在冰浴中冷却 5 min，抽滤，用少量水洗涤晶体 2～3 次。产物用滤纸吸干后称重。

3. 乙酰水杨酸纯度的检验。

取少量提纯后的乙酰水杨酸样品溶于 2 mL 0.95 的乙醇中，加入 1 滴 0.1 mol/L 氯化铁溶液，观察有无显色反应。

【问题讨论】

1. 水杨酸与乙酸酐的反应过程中浓硫酸起什么作用？

2. 纯的乙酰水杨酸与氯化铁溶液不发生显色反应。然而，在乙醇－水混合溶剂中经重结晶的乙酰水杨酸，有时反而会与氯化铁溶液发生显色反应，这是为什么？

3. 本实验中所用的仪器为什么必须干燥？

【注意事项】

1. 仪器要全部干燥，药品也要事先经干燥处理，醋酸酐要使用新蒸馏的，收集 139～140℃的馏分。

2. 乙酰水杨酸受热后易发生分解，分解温度为 126～135℃，因此重结晶时不宜长时间加热，控制水温，产物采取自然晾干。

3. 本实验中要注意控制好温度（水温<90℃）。

抽滤实验操作

抽滤即抽气过滤，是化学实验常用的过滤方法。抽滤的装置由布氏漏斗、抽滤瓶、安全瓶和水泵或真空泵组成。布氏漏斗中铺的圆形滤纸的直径要比漏斗的内径略小，紧贴于漏斗的底壁。在抽滤前，先用少量溶剂把滤纸润湿，然后打开水泵将滤纸吸紧，防止固体在抽滤时自滤纸边吸入瓶中。

抽滤时，借助玻璃棒，将容器中的液体和晶体分批转移到漏斗中，并用少量溶剂洗出黏附于容器壁上的全部晶体。布氏漏斗中的晶体要用少量溶剂洗涤。以除去存在于结晶表面的母液。

抽滤完成后，在关闭水泵之前，先将安全瓶上的活塞打开接通大气，以免将水倒吸入抽滤瓶中。

实训项目六　胺和酰胺的性质

【实训目标】

1. 掌握胺、酰胺的化学性质及其简单鉴别法。
2. 熟悉酰胺的性质和缩二脲反应。

【实训原理】

1. 苯胺是芳香族伯胺，微溶于水，呈弱碱性，能与无机强酸作用生成可溶性铵盐。苯胺分子中氨基和苯环相互影响，使苯环上邻、对位氢原子活泼性增加，容易与溴水反应，生成 2，4，6－三溴苯胺白色沉淀。用此反应可鉴别苯胺。苯胺能与乙酸酐发生酰化反应，生成乙酰苯胺。

2. 乙酰胺在强碱的催化下可以发生水解，加热可以加快水解，生成 NH_3。

3. 尿素是碳酸的二酰胺，具有弱碱性，能与硝酸作用生成难溶于水的盐。尿素在碱性溶液中经加热，水解放出氨气。

将尿素（固体）加热至熔点以上（150～160℃）生成缩二脲。凡化合物分子中含有 2 个或 2 个以上酰胺键时，在碱性溶液中均可与 $CuSO_4$ 反应生成紫红色的配合物，此颜色反应称为缩二脲反应。

【实训用品】

1. 仪器：试管、烧杯、玻璃棒、试管夹、滴管、酒精灯。

2. 试剂：饱和溴水、苯胺、尿素（固体）、5 mol/L 尿素溶液、浓硝酸、2 mol/L NaOH 溶液、0.1 mol/L $CuSO_4$ 溶液、红色石蕊试纸、稀氨溶液、乙酸酐、蒸馏水、乙酰胺、10％氢氧化钠溶液。

【实训内容】

1. 苯胺的性质。

（1）弱碱性：取 1 支试管，加入 3 滴苯胺和 1 mL 蒸馏水，振摇，观察苯胺是否完全溶解？然后加入浓硝酸 2～3 滴，振摇后观察溶液是否澄清？再滴加 2 mol/L NaOH 溶液数滴，又有何现象发生？为什么？

（2）与溴水反应：在 1 支试管中，加入 1 滴苯胺，然后逐滴加入乙酸酐 10 滴，边滴加边振摇，并将试管放入冷水中冷却。再加入 5 mL 蒸馏水，振摇后观察有何现象发生。

2. 酰胺的性质。

（1）乙酰胺的水解：取 1 支试管，加入少量乙酰胺和 2 mL 10％氢氧化钠溶液，混合后加热至沸腾。在试管口放入一条湿润的红色石蕊试纸，观察加热时溶液的变化和石蕊试纸颜色的变化。放出的气体有何气味？

（2）尿素的弱碱性：取 1 支试管，加入 5 mol/L 尿素溶液 5 滴，然后加入 5 滴浓硝酸，观察有何现象发生。

（3）尿素的水解：在 1 支试管中，加入 2 mol/L NaOH 溶液 10 滴、5 mol/L 尿素溶液 5 滴，将试管加热，并将湿润的红色石蕊试纸放在试管口，观察颜色的变化。

（4）缩二脲的生成和缩二脲反应：取 1 支干燥试管，加入约 0.29 g 尿素，在酒精灯焰上加热至熔化，随即有氨气（嗅其气味或用湿润的红色石蕊试纸检查），继续加热至试管内的物质凝固，此生成物即缩二脲。将试管放冷后，加入 2 mL 蒸馏水和 2 mol/L NaOH 溶液 3~5 滴，用玻璃棒搅拌并加热，尽量使固体溶解。然后将一部分上层清液转入另 1 支试管中，逐滴加入 0.1 mol/L $CuSO_4$ 溶液 2~3 滴，观察有何颜色产生？

【问题讨论】

1. 试比较苯胺与苯酚性质的异同。
2. 写出尿素的结构式，并根据结构说明它的主要化学性质。

【注意事项】

使用苯胺的实验应在通风橱内进行。

实训项目七　糖、蛋白质的性质

【实训目标】

1. 验证糖与托伦试剂、班氏试剂的反应，认识还原糖与非还原糖。
2. 熟悉氨基酸、蛋白质的某些鉴定方法，观察蛋白质的变性和颜色反应。

【实训原理】

1. 所有的单糖（如葡萄糖）均属于还原性糖，具有还原性，与多伦试剂、班氏试剂反应，生成银镜（Ag↓）和砖红色沉淀（Cu_2O↓）。临床多用葡萄糖与班氏试剂反应的原理为糖尿病人检测尿糖。蔗糖为非还原性糖，不能发生上述反应。

2. 多糖无还原性，但在酸或酶的作用下可水解生成单糖，因此其水解液具有还原性。淀粉遇碘显蓝色，当淀粉水解时，分子由大逐渐变小，生成各种糊精、麦芽糖，最终产物为葡萄糖，因而淀粉水解液与碘作用呈现的颜色也由蓝色向紫色、红色变化，最终无色，所以可用碘液来检验淀粉的水解程度。

3. 蛋白质分子中某些基团与显色剂作用，可生成特定颜色。蛋白质变性后，空间结构被破坏，易析出沉淀。

【实训用品】

1. 仪器：试管、试管夹、酒精灯、恒温水浴箱、火柴、烧杯、玻璃棒、点滴板、滴管、石棉网、铁架台、铁圈。

2. 试剂：0.1 mol/L $AgNO_3$溶液、1 mol/L NaOH 溶液、2 mol/L $NH_3 \cdot H_2O$、0.1 mol/L 葡萄糖溶液、0.1 mol/L 果糖溶液、0.05 mol/L 蔗糖溶液、0.05 mol/L 麦芽糖溶液、班氏试剂、20 g/L 淀粉溶液、3 mol/L H_2SO_4溶液、2 mol/L NaOH 溶液、碘试剂、2 mol/L HNO_3溶液、0.2 mol/L 甘氨酸溶液、酪氨酸悬浊液、蛋白质、茚三酮溶液、浓硝酸、95％乙醇、10 g/L $CuSO_4$溶液、2 mol/L NaOH 溶液、$(NH_4)_2SO_4$（固体、饱和）、20 g/L $Pb(Ac)_2$溶液、蒸馏水。

【实训内容】

一、糖的性质

托伦试剂的配制：取 1 支干净的大号试管，加入 0.1 mol/L $AgNO_3$ 溶液 4 mL，加 2 滴 1.25 mol/L NaOH 溶液，振荡，逐滴加入 2 mol/L $NH_3 \cdot H_2O$，边加边振荡，直

到最初生成的沉淀刚好溶解为止（注意氨水不要过量），即得托伦试剂。

1. 糖的还原性。

（1）与托伦试剂反应：将制得的托伦试剂分置于 4 支干净的试管中，分别加入 0.1 mol/L 葡萄糖溶液、0.1 mol/L 果糖溶液、0.05 mol/L 蔗糖溶液和 0.05 mol/L 麦芽糖溶液各 10 滴，摇匀后放置 1 min，如无变化可在水浴 50～60℃中加热 2 min，观察现象，并比较结果。

（2）与班氏试剂作用：取 5 支干净的试管，分别加入 1 mL 班氏试剂，再分别加入 10 滴 0.1 mol/L 葡萄糖溶液、0.1 mol/L 果糖溶液、0.05 mol/L 蔗糖溶液、0.05 mol/L 麦芽糖溶液和 20 g/L 淀粉溶液，摇匀后，将试管放入沸水浴中加热数分钟，观察现象，并比较结果。

2. 糖的水解。

（1）蔗糖的水解：取 1 支干净的试管，加入 1 mL 0.05 mol/L 蔗糖溶液和 10 滴 3 mol/L H_2SO_4 溶液，摇匀后于沸水浴中加热 5～10 min；冷却后用 2 mol/L NaOH 调节溶液呈碱性，再加入 1 mL 班氏试剂，摇匀后水浴加热数分钟，观察实验现象。

（2）淀粉的水解：取 1 支干净的支试管，加入 2 mL 20 g/L 淀粉溶液和 10 滴 3 mol/L H_2SO_4 溶液，摇匀后于沸水浴中加热 10～15 min。加热时每隔 2～3 min 吸出 1 滴反应液，置于点滴板凹穴中，加 1 滴碘试液，注意观察其颜色的变化，待反应液与碘试液不再显色时，继续加热 1～2 min。取出试管，冷却后用 2 mol/L NaOH 调节溶液呈碱性，再加入 1 mL 班氏试剂，摇匀后于水浴中加热数分钟，观察实验现象。

二、蛋白质的性质

1. 蛋白质的颜色反应。

（1）黄蛋白反应：取 4 支干净的试管分别加入 1 mL 0.2 mol/L 甘氨酸、酪氨酸、蛋白质和 0.2 mol/L 苯酚溶液，再分别滴加 6 滴浓硝酸，放在沸水中加热，观察实验现象。冷却后，再分别滴加 2 mol/L NaOH 至溶液呈碱性，观察并解释所产生的现象。

（2）缩二脲反应：取 1 支干净的试管加入 1 mL 蛋白质溶液和 1 mL 2 mol/L NaOH 溶液，再滴入 2 滴 10 g/L $CuSO_4$ 溶液，振荡，观察实验颜色变化。

（3）茚三酮反应：取 3 支干净的试管分别加入 1 mL 0.2 mol/L 甘氨酸、酪氨酸和蛋白质溶液，再分别滴加 3 滴茚三酮溶液，在沸水浴中加热 5 min，观察并解释现象。

2. 蛋白质的变性。

（1）乙醇对蛋白质的作用：取干净试管 1 支，加入蛋白质溶液 1 mL，沿试管壁滴加 95％乙醇 20 滴，观察两液面处是否有浑浊，并讨论原因。

（2）重金属盐对蛋白质的作用：取干净试管 2 支，分别加入蛋白质溶液 1 mL，向 1 号试管滴加 0.1 mol/L 硝酸银溶液 5 滴，向 2 号试管滴加 20 g/L 乙酸铅溶液 5 滴，观察现象，说明原因。再向两支试管各加蒸馏水 3 mL，振荡，观察沉淀溶解情况，说明原因。

（3）加热对蛋白质的作用：取干净试管 1 支，加蛋白质溶液 2 mL。用酒精灯加热，观察实验现象，并说明原因。

【问题讨论】

1. 如何证明重金属化合物（如 Pd^{2+}、Hg^{2+} 等离子化合物）对人体有害？
2. 如何验证蔗糖水解后生成的糖是还原性糖？
3. 能否用缩二脲反应鉴别氨基酸？

实训项目八　茶叶中咖啡因的提取

【实训目标】

1. 学习从茶叶中提生物碱的基本原理及方法。
2. 掌握脂肪提取器（索氏提取器）提取有机物的原理和方法。
3. 熟悉萃取、蒸馏、升华等基本操作。

【实训原理】

茶叶中含有多种生物碱，其中有咖啡因（Caffeine，又名咖啡碱），约占 $1\% \sim 5\%$，有 $11\% \sim 12\%$ 的丹宁酸（又名鞣酸），0.6% 的色素、纤维素、蛋白质等。咖啡因是弱碱性化合物，易溶于氯仿（溶解度为 12.5%）、水（溶解度为 2%）及乙醇（溶解度为 2%），在苯中的溶解度为 1%（热苯中为 5%）。丹宁酸易溶于水和乙醇，但不溶于苯。

咖啡因是杂环化合物嘌呤的衍生物，它的化学名称为 $1，3，7$ － 三甲基 － $2，6$ － 二氧嘌呤，其结构式如下：

嘌呤　　　　　　　　咖啡因

含结晶水的咖啡因是无色、针状结晶，味苦，能溶于水、乙醇、氯仿等。在 100℃ 时即失去结晶水，并开始升华，120℃ 时升华相当显著，至 178℃ 时升华很快。无水咖啡因的熔点为 234.5℃。

为了提取茶叶中的咖啡因，往往利用适当的溶剂（如氯仿、乙醇、苯等）在脂肪提取器中连续萃取，然后蒸出溶剂，即得粗咖啡因。粗咖啡因中还含有一些生物碱和杂质，利用升华法可进一步纯化。

咖啡因可以通过测定熔点及光谱法加以鉴别。此外，还可以通过制备咖啡因水杨酸盐衍生物进一步得到确证。咖啡因作为碱，可与水杨酸作用生成水杨酸盐，此盐的熔点为 137℃。

工业上咖啡因主要通过人工合成法或提取法获得。它具有刺激心脏、兴奋大脑神经和利尿等作用，因此可作为中枢神经兴奋药。它也是复方阿司匹林（APC）等药物的组分之一。本实验采用索式提取法从茶叶中提取咖啡因。利用咖啡因易溶于乙醇，易升华等特点，以 95% 乙醇作溶剂，通过索氏提取器进行连续提取，再经浓缩、中和、升华提取得到含结晶水的咖啡因。

【实训用品】

1. 器材：60 mL 索氏提取器、蒸发皿、玻璃漏斗、蒸馏头、接收管、50 mL 锥形瓶、直形冷凝管、电炉、石棉网等。

2. 试剂：茶叶（10 g）、95％乙醇、氯仿、生石灰。

【实训内容】

一、实验装置图

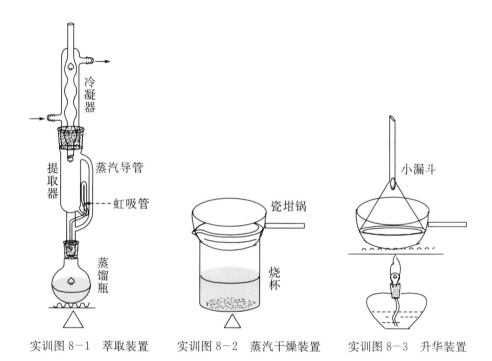

实训图 8－1　萃取装置　　　实训图 8－2　蒸汽干燥装置　　　实训图 8－3　升华装置

二、实验流程图

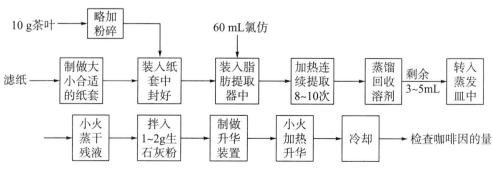

实训图 8－4　实验流程

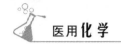

三、实验步骤

先将滤纸做成与提取器大小相适应的套袋。称取 10 g 茶叶，略加粉碎，装入纸袋中，上下端封好，装入脂肪提取器中（装置如实训图 8-1），烧瓶中加入 60 mL 氯仿，几粒沸石，在电炉上放置石棉网先大火后小火持续加热，连续提取 40 min，虹吸至少 10 次（提取时，溶剂蒸汽从导气管上升到冷凝管中，被冷凝成液体后，滴入提取器中，萃取出茶叶中的可溶物，此时溶液呈深草青色，当液面上升到与虹吸管一样高时，提取液就从虹吸管流入烧瓶中，这为一次虹吸）。茶叶每次都能被纯粹的溶剂所萃取，使茶叶中的可溶物质富集于烧瓶中。待提取器中的溶剂基本上呈无色或微呈青绿色时（一般 8~10 次），可以停止提取，但必须待提取器中的提取液刚刚虹吸下去后，方可停止加热。

稍冷，改成蒸馏装置，水浴加热，回收大部分溶剂，待剩下 3~5 mL 后，停止蒸馏，趁热将残液转入瓷蒸发皿中。在通风柜中，用蒸汽浴蒸出残液（装置如实训图 8-2），不必蒸得太干，拌入 1~2 g 生石灰粉，用玻璃棒研细，在上覆盖面盖一个事先刺了许多小孔的滤纸和一个倒扣的玻璃漏斗，漏斗口用棉花塞住，将蒸发皿放在石棉网上用小火徐徐加热，进行升华（装置如实训图 8-3，通常需要 10~15 分钟）。停止加热，让其自然冷却至不太烫手时，小心取下漏斗和滤纸，会看到在滤纸上附着有大量无色针状晶体。

【问题讨论】

1. 索氏提取器的原理是什么？与直接用溶剂回流提取比较有何优点？
2. 升华前加入生石灰起什么作用？
3. 为什么升华前要将水分除尽？为什么升华中加热温度一定要控制在被升华物熔点以下？

【注意事项】

1. 加入生石灰起中和作用，以除去单宁酸等酸性的物质。生石灰一定要研细。
2. 升华前，一定要将水分完全除去，否则在升华时漏斗内会出现水珠。遇此情况，则用滤纸迅速擦干水珠并继续焙烧片刻而后升华。
3. 升华过程中必须严格控制加热温度。

参考答案

第二章　溶液

第一、二节　溶液和溶液的渗透压

一、判断题

1. √　2. ×　3. ×　4. ×　5. √

二、填空题

1. ①有半透膜存在　②半透膜两侧溶液有浓度差　2. 280~320 mmol·L^{-1}

3. 4.5 g　4. 300　5. 0.4 mol·L^{-1}　6. $\pi = icRT$、溶质的量、溶质本性

7. 9、50

三、选择题

1. D　2. B　3. B　4. D　5. C　6. D　7. D

四、简答题

1. ②③①　2. 171 mmol·L^{-1}（溶血）、239.6 mmol·L^{-1}（正常形态）、342 mmol·L^{-1}（皱缩）

3. 不相等，因为氯化钾的校正因子是2，葡萄糖是1，两者的渗透浓度不相等

五、计算题

1. 339 mmol·L^{-1}、297 mmol·L^{-1}　2. 325 mL　3. 303 mmol·L^{-1}　4. 31074

第三节　缓冲溶液

一、判断题

1. ×　2. √　3. ×　4. ×　5. √　6. ×　7. ×

二、填空题

1. 基本不变、改变　2. HAc 的 K_a 值、缓冲比　3. CO_3^{2-}、HCO_3^-

4. 7.35~7.45、H_2CO_3/HCO_3^-

5. 碳酸氢钠溶液、乳酸钠溶液、氯化铵溶液

6. 总浓度、缓冲比

三、选择题

1. B　2. C　3. B　4. B　5. C　6. A　7. D　8. B

四、简答题

1. HAc 溶液中没有共轭酸碱对 2. 不能，大量的强酸强碱会破坏缓冲溶液的缓冲能力

3. NH_3 能抵抗外加的酸，NH_4Cl 能抵抗外加的碱

4. 缓冲溶液是能够抵抗外加少量酸、碱和水，而本身的酸碱度保持基本不变的溶液；影响缓冲溶液 pH 的因素有酸的 K_a 值和缓冲比

五、计算题

1. 5.05 2. 7.21 3. 64 mL 4. 甲：pH=7.28，酸中毒；乙：pH=7.40，正常；丙：pH=7.70，碱中毒

第四节　胶体溶液

一、判断题

1. × 2. √ 3. √ 4. √ 5. √

二、填空题

1. 高、强 2. 盐析 3. 布朗运动、扩散与渗透、沉降 4. 分散系、分散质、分散剂

5. 溶液、胶体、浊液 6. 胶粒的布朗运动、胶粒带同种电荷、水化膜的保护作用；加入电解质、加入相反电荷的溶胶、加热

三、选择题

1. D 2. B 3. D 4. C 5. B 6. B 7. B 8. A

四、略

第三章　配位化合物

一、填空题

1. 六氰合铁（Ⅲ）酸钾；6；$[Fe(CN)_6]^{3-}$；Fe；CN^-

2. Cr^{3+}；NH_3；N；6；$[Cr(NH_3)_6]^{3+}$；Cl^-；氯化六氨合铬（Ⅲ）

3. 多齿配体；环状结构 4. 配位键；离子键

5. 只含一个配位原子；NH_3；含有多个配位原子；乙二胺

二、选择题

1. C 2. C 3. A 4. C 5. B 6. D 7. A

三、简答题

(1) 会显色，因为溶液中含有自由移动的铁离子； (2) 不会显色，因为溶液中没有自由移动的铁离子。

第四章　有机化合物概述和烃

一、填空题

1. 碳氢化合物及其衍生物 2. 正四面体形 3. 分子式、结构、同分异构体 4. 官能团

5. 碳元素、氢元素、碳氢化合物 6. 伯、仲、叔、季；伯、仲、叔

7. C_nH_{2n+2}、烃基、$R-$、甲烷

8. C_nH_{2n}、碳碳双键（或 $>C=C<$）、乙烯；C_nH_{2n-2}、碳碳三键（或 $-C\equiv C-$）、乙炔

9. C_nH_{2n-6}（$n\geqslant 6$）、取代、加成、氧化　　10. 溴水、酸性高锰酸钾溶液

二、选择题

1. A　2. B　3. D　4. C　5. D　6. C　7. C　8. C　9. A　10. C　11. A　12. C　13. C

14. D　15. D　16. B　17. A　18. D　19. B　20. D

三、命名或写出下列化合物的结构式

1. 3－甲基戊烷　2. 2，3－二甲基戊烷　3. 2，2－二甲基丙烷（新戊烷）　4. 3，3－二甲基－1－丁烯　5. 1，3－二甲苯（间二甲苯）　6. 异丙苯

7. $CH_3-CH_2-CH_2-\underset{\underset{CH_2CH_3}{|}}{CH}-\underset{\underset{CH_3}{|}}{\overset{\overset{CH_3}{|}}{CH}}-CH_2-CH_2-CH_3$

8. $CH_3-CH_2-C\equiv C-CH_3$

9. $\underset{\underset{CH_3}{|}}{\overset{\overset{CH_3}{|}}{CH_3}}C=CH_2$ 　10. $CH_3C=\underset{\underset{CH_3}{|}}{CH}CH_2\underset{\underset{CH_3}{|}}{CH}CH_3$ 　11.

12. 　13. 　14.

四、完成下列反应的主要产物

1. 　2. $HOOC-$$-COOH$　3. $CH_3CH_2BrCH_3$　4. $CH_3CH_2CH_2CH_3$

5. $BrCH_2CH_2Br$　6. $CH_3COOH+CO_2+H_2O$　7. $(-CH_2-CH_2-)_n$

8. NO_2+H_2O　9. SO_3H+H_2O　10. $\underset{\underset{Br}{|}}{CHCH_3}$

五、用化学方法鉴别下列各组化合物

1. $\left.\begin{array}{l}乙烷\\乙烯\end{array}\right|\xrightarrow{KMnO_4/H^+}$（一）高锰酸钾紫色褪去

2. $\left.\begin{array}{l}苯\\甲苯\end{array}\right|\xrightarrow{KMnO_4/H^+}$（一）高锰酸钾紫色褪去

3. $\left.\begin{array}{l}乙苯\\苯乙烯\end{array}\right|\xrightarrow{溴水}$（一）溴水红棕色褪去

六、物质推断

1. $CH_3CH=CHCH_3$、2－丁烯；

$CH_3CH=CHCH_3\xrightarrow{KMnO_4/H^+}2CH_3COOH$

2. A：CH_2CH_3 乙苯；　B： 邻二甲苯（1，2－二甲苯）

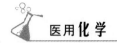

第五章　醇酚醚

一、写出下列化合物的名称

1. 3－甲基－1－丁醇　2. 4－甲基－2－乙基－1－戊醇　3. 苯甲醇　4. 2－甲酚（邻甲酚）　5. 邻苯二酚　6. 苯甲醚　7. 1－丁醇　8. 甲乙醚　9. 4－甲基－2－己醇　10. 4，5－二甲基－2－乙基－1－己醇

二、写出下列化合物的结构式

1. $\underset{\text{OH}}{\text{CH}_2}-\underset{\text{OH}}{\text{CH}}-\underset{\text{OH}}{\text{CH}_2}$ 　2. $\text{CH}_3-\underset{\text{CH}_3}{\text{CH}}-\underset{\text{OH}}{\text{CH}}-\text{CH}_3$

3. 间甲苯酚结构（OH, CH₃）　4. 2,4,6-三硝基苯酚结构（O_2N, OH, NO_2, NO_2）　5. $C_6H_5OCH_2CH_3$

6. $CH_3-O-CH_2-CH_3$

三、选择题

1. D　2. B　3. D　4. C　5. D　6. A　7. C　8. C　9. C　10. A　11. B　12. B　13. A　14. B　15. B　16. C　17. A　18. A　19. D　20. A　21. D　22. B　23. B　24. C　25. C　26. D　27. C　28. D

四、完成下列反应

(1) $CH_3OH + Na \longrightarrow CH_3ONa + H_2 \uparrow$

(2) $\underset{\text{OH}}{CH_3CHCH_2CH_3} \xrightarrow{\text{分子内脱水}} CH_3CH = CHCH_3 + H_2O$

(3) 苯酚 $+ 3Br_2 \longrightarrow$ 2,4,6-三溴苯酚 $+ 3HBr$

(4) 对甲苯酚 (OH, CH_3) $+ NaOH \longrightarrow$ 对甲苯酚钠 (ONa, CH_3)

五、用化学方法鉴别下列各组化合物

以下答案仅供参考，还可以有其他答案

(1)

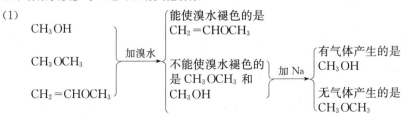

(2) 苯甲醇 ⎱ 加 FeCl₃ → ⎰ 显紫色的是苯酚
    苯酚 ⎰   ⎱ 不显紫色的是苯甲醇

(3) 正丁醇 ⎫   ⎧ 数小时无混浊现象的是正丁醇
    仲丁醇 ⎬ 加入卢卡斯试剂 → ⎨ 十几分钟后出现混浊的是仲丁醇
    叔丁醇 ⎭   ⎩ 立即出现混浊的是叔丁醇

(4) 乙醇 ⎱ 加入氢氧化铜 → ⎰ 无深蓝色溶液是乙醇
    丙三醇 ⎰   ⎱ 有深蓝色溶液是丙三醇

六、物质推断

A 为：$CH_3CH(OH)CH_3$（2-丙醇）；B 为：$CH_2=CH-CH_3$（丙烯）；

C 为：$CH_3CHBrCH_3$（2-溴丙烷）。

第六章　醛酮

一、填空题

1. 羰基、醛基、酮基　2. 甲醛、消毒杀菌、福尔马林、丙酮　3. 脂肪族甲基酮、8

4. 紫红色、不显色　5. 伯、仲　6. 亚硝酰铁氰化钠、氢氧化钠溶液、鲜红

二、选择题

1. A　2. C　3. D　4. D　5. B　6. B　7. D　8. A　9. A　10. C

三、命名下列化合物或写出结构式

1. 3-甲基丁醛　2. 3-甲基丁酮　3. 3-甲基苯乙酮　4. 2-苯基丙醛

5. 6. 7.

8. $CH_3CH=CHCHO$　9.

四、完成化学反应方程式

1. $CH_3CH_2CH_2OH$　2. CH_3CHCH_3　3. $CH_3COONH_4+Ag\downarrow$　4.

5. $CH_3COONa+Cu_2O\downarrow$

五、略

第七章　羧酸和取代羧酸

一、略

二、填空题

1. —OH　　—CHO　　—C(=O)—　　—COOH

COOH　　OH　　HO—CH—COOH　　CH₂—COOH

COOH　　$CH_3CHCOOH$　　HO—CH—COOH　　HO—C—COOH

　　　　　　　　　　　　　　　　　　　　CH₂—COOH

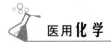

2. β－丁酮酸、β－羟基丁酸、丙酮

$$CH_3-\overset{O}{\overset{\|}{C}}-CH_2COOH \qquad\qquad CH_3\overset{OH}{\overset{|}{CH}}CH_2COOH$$

$$CH_3-\overset{O}{\overset{\|}{C}}-CH_3 \qquad 增强 \qquad 酸中毒$$

3. 氢原子　基因　羟基酸　　酮酸　氨基酸　卤代酸

4. 邻羟基苯甲酸　柳酸　酚羟　　紫色　阿司匹林　解热　镇痛抗风湿　内服的解热镇痛

三、选择题

1. B　2. D　3. C　4. D　5. D　6. D　7. C　8. B　9. B　10. C　11. A　12. B

13. D　14. C

四、丙酮酸　　β－丁酮酸　　β－羟基丁酸　　3－甲基丁酸

五、物质推断

1.

$$CH_3-\overset{O}{\overset{\|}{C}}-CH_2COOH \qquad CH_3-\overset{O}{\overset{\|}{C}}-CH_3 \qquad CH_3-\overset{OH}{\overset{|}{CH}}-CH_2COOH$$

β－丁酮酸　　　　　　　丙酮　　　　　　β－羟基丁酸

2. HCHO　　HCOOH　　　CH₃OH　　　HCOOCH₃

第八章　胺和酰胺

一、填空题

1. 脂肪胺　芳香胺

2. R—NH₂　　—NH—　　叔胺

3. 弱碱　离子型化合物

4. 羟基　氨基　弱碱性　难溶于水

5. CO_2　NH_3

6. $H_2N-\overset{O}{\overset{\|}{C}}-NH-\overset{O}{\overset{\|}{C}}-NH_2$　　紫红色

7. 氢氧化四甲铵＞乙胺＞氨＞苯胺

二、选择题

1－5. CADAC　6－9. DBBD

三、命名下列化合物或写出结构式

1. 苯胺　2. 三甲胺　3. 异丙胺　4. N－甲基苯胺

5. ［对甲基苯胺结构式，CH₃在上，NH₂在下］　6. $H_2N-\overset{O}{\overset{\|}{C}}-NH_2$　7. ［苯甲酰胺结构式］　8. ［邻甲基苯甲酰胺结构式］

四、用化学方法鉴别下列两组化合物

略

第九章　营养物质

第一节　脂类

一、判断题

1. ✕　2. ✕　3. √　4. ✕　5. √　6. √　7. ✕　8. ✕　9. ✕

二、填空题

1. 羧酸　醇　羧酸　醇　2. 油　脂肪　油　脂肪

3. 亚油酸　亚麻酸　花生四烯酸　4. 皂化值　碘值　酸值

5. 1　氢氧化钾　平均相对分子质量　平均相对分子质量

6. 100　不饱和程度　不饱和程度　7. 氢氧化钾　酸值　游离脂肪酸

8. 脑磷脂　卵磷脂　9. 环戊烷多氢菲　五

三、选择题

1. B　2. D　3. B　4. C　5. A　6. C　7. C　8. C　9. A　10. D　11. A

第二节　糖类

一、判断题

1. √　2. ✕　3. √　4. √　5. ✕

二、填空题

1. 单糖、二糖、多糖；单糖、还原性；二糖、不能、非还原；二糖、能、还原

2. 糖原、肝糖原、肌糖原。　3. 支链、直链、蓝色。　4. 3.9~6.1

三、选择题

1. A　2. B　3. B　4. B　5. C　6. D

四、（略）

第三节　氨基酸和蛋白质

一、填空题

1. 羧、氨、两　2. 等电状态　3. 氨基酸、肽键　4. 碳、氢、氧、氮

5. 蛋白质表面形成水化膜、带同种电荷　6. 盐析法、加脱水剂、加重金属盐

二、选择题

1. C　2. C　3. D.　4. A　5. D　6. B　7. A　8. B　9. A　10. D

三、简答题

（略）

参考文献

项岚，段广河. 医用化学 [M]. 北京：中国医药科技出版社，2013.

唐玉海，章小丽. 医用化学 [M]. 北京：科学出版社，2016.

薛会君，刘德云. 医用化学 [M]. 北京：科学出版社，2012.

苏宇. 医用化学 [M]. 北京：科学出版社，2015.

陈常兴，秦子平. 医用化学 [M]. 北京：人民卫生出版社，2014.